Dr. med. Jochen P. Handel

RESCUE

DIE ORDNUNG IN DER HEILKUNDE WIEDER HERSTELLEN

3. erweiterte Auflage

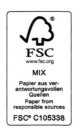

Herausgeber:
Dr. med. Jochen P. Handel

Telegram-Kanal zum Buch:
http://t.me/RESCUE777
Ergänzende Internetseiten:
www.rescue-online.com
https://praxisfuerguteherzen.blog
https://jochen-handel.ch

© Dr. med Jochen P. Handel – alle Rechte vorbehalten
Untertitel der ersten beiden Auflagen:
„Der Entvölkerungsimpfstoff und seine Heilmittel"
3. erweiterte Auflage November/Dezember 2022
Autor: Dr. med. Jochen P. Handel
Gastbeiträge: Robin Kaiser, Karina Julia Handel, Prisca Bürgisser, Brigitta Zahler, Andreas Bachmair und Mahamudra Hauke Messerschmidt († 2006)
Lektorat: Frizzi Wetzstein, Toshi
Umschlag-Entwurf, Satz und Layout: Frizzi Wetzstein – frizzicato grafikdesign
Umschlag-Fotografie: Dr. med. Jochen P. Handel
Engel-Zeichnungen: Daniel & Karina

Herstellung und Verlag: BoD – Books on Demand, Norderstedt
ISBN: 9783756854912

Bibliografische Information der Deutschen Nationalbibliothek:
Die Deutsche Nationalbibliothek verzeichnet diese Publikation in der Deutschen Nationalbibliografie; detaillierte bibliografische Daten sind im Internet über dnb.dnb.de abrufbar.

Das Geheimnis des Glücks ist die Freiheit,
und das Geheimnis der Freiheit ist der Mut.

Perikles

Jeder zarte oder laute Ton – gleich wo er klingt und schwingt –
wenn du ihn brauchst, erreicht er dich. Ein jedes Wort – gleich ob gesprochen
oder in die Schrift gesetzt – erreicht dich dann, wenn es für dich bestimmt ist.
Nichts geht verloren – es fällt nur aus Raum und aus der Zeit
und wirkt als Geistform ewig dann in der Unendlichkeit.

Lothar W. Göring

Wenn die Seele bereit ist, sind es die Dinge auch.

William Shakespeare

RECHTLICHE HINWEISE

- Die in diesem Buch enthaltenen Informationen werden ausschließlich zu legitimen Bildungs- und Forschungszwecken angeboten.
- Sie dienen der Ausübung der verfassungsmäßigen Rechte des Autors auf Meinungs- und Pressefreiheit.
- Keine der hier enthaltenen Informationen darf im juristischen Sinne als medizinische Beratung ausgelegt werden.
- Es werden keine Heilsversprechen gemacht.
- Die Texte der Gastautoren und des Autors geben deren Erkenntnisse und Erfahrungen wieder. Die Anwendung und Nachahmung dieser Erfahrungen wird ausdrücklich empfohlen – erfolgt jedoch auf eigene Verantwortung des Lesers.

INHALTSVERZEICHNIS

Danksagungen 9
Vorwort 10
1. Grundlegende Anmerkungen zum Impfen
   und zum Konzept der „Schulmedizin" **16**
2. „Schulmedizin" ist ein Framing **24**
   2.1 Ihr werdet belogen 27
   2.2 Ihr seid keine Schafe – ihr wart verblendet oder ahnungslos 33
   2.3 Brief an den Kanton Zürich 37
   2.4 Auch unter Bedrohung…Tanz mit dem Kanton Luzern 44
   2.5 Die Pandemie der Impfschäden 58
   2.6 Auswirkung der RNA-Impfung – Gastkapitel von *Robin Kaiser* 62
3. Heilung funktioniert – wie gesund willst du sein? **64**
   3.1 Körperliche Heilung und ihre Grenzen 70
   3.2 Emotionale Heilung 76
       mit Gastbeitrag von *Karina Julia Handel* 77
   3.3 Heilkräfte des Herzens 81
   3.4 Die Kraft des Gebets 82
       mit Gastbeitrag von *Prisca Bürgisser* 84
   3.5 Game-Changer CDL?! 88
   3.6 Der Blumenstrauß der Heilkunde* 92
   3.7 Das Tao der Heilkunde* 101
4. Unsere Chance in der Krise
   Oder: Warum wir einen neuen Semmelweis-Effekt brauchen **106**
5. Heal the World **130**
6. Schädliche Wirkung und Nebenwirkung der COVID-Impfung
   überwinden und ausheilen **135**
   6.1 Drei einfache Rezepte für die Überwindung eines Impfschadens 142
   6.2 Ausleitungs-Protokoll – Gastkapitel von *Brigitta Zahler* 146
   6.3 Anti-Impf-Protokoll der COMUSAV 150
   6.4 Die homöopathische Ausleitung – Gastkapitel von *Andreas Bachmair* 151
7. Meditation – die tiefste Heilung **154**
8. *Mahamudra* – Gesund oder Krank, deine Entscheidung **161**
   8.1 *Mahamudra* – Meditation ist immer modern 171
9. Nachwort **182**
10. Ihre individuelle Heilungsgeschichte ist wertvoll! **187**
Anhang 192

*) RESCUE Essentials

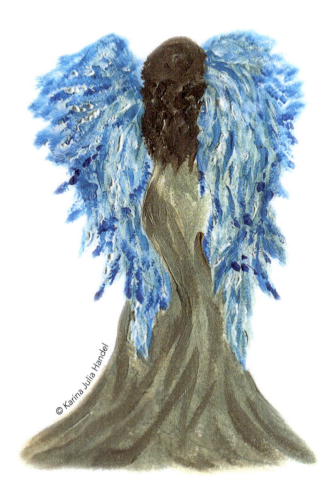

DANKSAGUNGEN

Ich danke all meinen treuen Patienten von Herzen für ihr Vertrauen in mich und in die Heilkunst. Daran und an der Verantwortung gegenüber den Gesetzen der Heilkunde und meinem Gewissen bin ich gewachsen. Das Studium der Medizin war keine große Hilfe für den ärztlichen Beruf. Es verwirrt und sorgt meines Erachtens für zahlreiche hörige und strukturabhängige Mediziner. Für die Erfahrung des Studiums und der Promotion bin ich trotzdem sehr dankbar – es hat mich geschult in wissenschaftlichem Denken und Durchhaltevermögen. Das, was man wohl landläufig den „gesunden Menschenverstand" nennt, vermittelt es nicht.

Ich danke meinem Vater († 2020) für seine Unterstützung auf meinem Weg zum Arzt. Er hatte seine eigene Weisheit und große Stärke.

Ich danke den Müttern meiner Kinder für ihre Unterstützung. Mit großem Herzen und viel Kampfgeist haben sie mir oft gezeigt, was wichtig ist im Leben. Ohne ihre Unterstützung könnte ich als Vater niemals so viel Energie und Engagement für meinen Beruf haben.

Ich danke dem Team vom Zentrum der Gesundheit. Sie haben mir überhaupt erst das Tor zur Schweiz geöffnet. Ohne das Wunderland Schweiz wäre dieses Buch niemals entstanden. Der „Semmelweisartikel", im vorliegenden Buch das Kapitel 4, wurde in einer früheren Fassung im Jahr 2018 zunächst vom „Zentrum der Gesundheit" veröffentlicht (www.zentrum-der-gesundheit.de) und auch immer wieder wohlwollend in den sozialen Medien geteilt. Ich danke dem Zentrum der Gesundheit von Herzen für diese Chance.

Mein Dank gebührt auch Ma Prem Mahamudra (Hauke Messerschmidt, † 2006), meiner großartigen Lehrerin und der langjährigen weisen Autorität in meinem Leben. Sie hat mir geholfen, mein Herz zu entwickeln, meinen Sinn für Wahrheit zu stärken und die Grenzen meiner Belastbarkeit und Leistungsfähigkeit zu erweitern.

Ohne sie hätte ich keine Ahnung von Meditation.

Ich danke Yogi Bhajan († 2004) und dem noch lebenden Yogi und Mystiker Sadhguru für die Mitteilung ihrer tiefen Weisheiten und Vermittlung praktischer Alltagshilfen, sowie dem unübertroffenen Meister der Meister OSHO für sein Lebenswerk. Diese Menschen zeigen, wohin eine Lebensreise führen kann und ihre Lehre hilft mir oft im Alltag, „Wenn's brenzlig wird, wenn's schief geht, wenn die Welt zusammenfällt" – wie Reinhard Mey so schön singt in seinem Lied vom Zeugnistag.

VORWORT

Sehr geehrte Leserin, sehr geehrter Leser,

für die dritte Auflage des RESCUE-Buches haben wir (das RESCUE-Team) einige Überarbeitungen und Ergänzungen vorgenommen. Die weltweite Entwicklung ist seit August 2021 rasant vorangeschritten und seit Beginn des Jahres 2022 befinden wir uns nach meiner Wahrnehmung in einer chaotischen Phase des Konfliktes um die sogenannte Neue Weltordnung.

Während das alte Regime, die alte Truppe um Klaus Schwab, Anthony Fauci, Bill Gates und wie sie alle heißen mögen, mit neuen Lügen aber den immergleichen alten Methoden an der Macht bleiben will, zeigt sich die Neue Erde jeden Tag deutlicher.

Dass die Neue Erde, ein Goldenes Zeitalter oder das Great Awakening nicht mehr aufzuhalten ist, belegen Bücher wie Jan van Helsings „Handbuch für Götter", die Arbeit von Robin Kaiser mit Werken wie den „Räumen der Schöpfung" (mRNA-Video) und auch die unüberschaubare Anzahl von Neuerscheinungen auf dem esoterischen Büchermarkt. Für dieses goldene Zeitalter sind Achtsamkeit und Liebe die höchsten Werte. Alles andere ist nicht so wichtig und kommt erst an zweiter Stelle.

Wer ungeduldig ist und denkt, das müsste doch jetzt mal viel schneller gehen, arbeitet am besten an sich selbst. Es ist enorm schwierig, andere Menschen zu verändern. Schwierig bis fast unmöglich. Nur in der Liebe verändert sich der andere – und dann tut er dies aus freiem Willen.

Ordnung ins politische Chaos der alten Welt bringt z.B. das Buch von Beate Bahner „Corona Impfung – was Ärzte und Patienten unbedingt wissen sollten" oder „Das wahre Gesicht des Dr. Fauci" von Robert F. Kennedy Jr. sowie Heiko Schönings „Game over."

Wenn sich die Wahrheit in dem Maße durchsetzt, wie alleine von diesen drei Autoren recherchiert und belegt, dann wird die juristische Aufarbeitung des Corona-Putsches sicher 100 Jahre in Anspruch nehmen.

Die Neue Weltordnung der dunklen Kräfte muss und wird schließlich scheitern, weil sie auf Lügen, Unglück und Krankheit aufgebaut ist – wie konnten sich diese sogenannten Eliten nur auf so ein brüchiges Konzept einlassen? Mit ein bisschen Abstand betrachtet ist es geradezu lächerlich.

Die Politik hat sich bereits vor Corona massiv in das Gesundheitswesen eingemischt und damit sehr viel Schaden angerichtet. Mit offizieller Ausrufung der „Pandemie" am 11. März 2020 durch die WHO haben die meisten Staaten dieser Welt die Gesundheitswesen ihrer Länder praktisch überfallen und an sich gerissen. Ca. 1-2% der Ärzteschaft hat sich gegen diesen Vorgang sichtbar und öffentlich gewehrt.

Die Folgen dieser faschistischen Machtübernahme waren immens und heute sind nach offiziellen Angaben 62% der Bevölkerung 3-fach gegen Corona geimpft (www.impfdashboard.de). Doch die Impfung ist nicht so gesund, wie öffentlich beworben und das Immunsystem wird leider nicht verbessert, sondern es wird im Gegenteil großer Schaden anrichtet.

Dies wurde auf den sozialen Medien seit Beginn der Impfkampagne trotz aller Arbeit der Zensoren immer wieder eindrucksvoll geteilt und von meinem Kollegen Florian Schilling in seinem Standardwerk „Post-Vakzin-Syndrom" eindrucksvoll medizinisch zusammengestellt.

Wie weitreichend die unmittelbaren Folgen dieser sogenannten Impfung gehen, beschreibt auch Thomas Mayer in seinem Werk „Corona-Impfungen aus spiritueller Sicht". Wer tiefer in die Heilkunde des „PostVakzinSndroms" einsteigen möchte oder muss, sollte dieses Buch lesen und die dort beschriebenen Erkenntnisse und Einsichten berücksichtigen. Diese mRNA-Impfungen sind ein ganz klarer Angriff auf die körperliche und spirituelle Gesundheit der Menschen und als solche müssen sie auch abgewehrt werden.

Interessanterweise liegt in der Hinterhältigkeit und Schädlichkeit dieser Injektionen auch ein enormes Potential, vielleicht die größte kollektive Chance aller Zeiten.

Die heilkundliche Aufarbeitung wird uns sicher 100 Jahre lang in Anspruch nehmen und ich prognostiziere das Ende der Schulmedizin – ein langwieriger Sterbeprozess. Ebenso prognostiziere ich eine Renaissance von Medizin und Heilkunde. Wir brauchen sie, wenn wir nicht zurückfallen wollen ins tiefste Mittelalter oder in Mechanismen chinesisch-kommunistischer Diktatur.

Bereits jetzt wird schon berichtet, dass bedingt durch die mRNA-Impfung genveränderte und z.T. missgebildete Kinder zur Welt kommen. Die Geburtenraten in den durchgeimpften Ländern gehen auffallend zurück und dass sowohl bei Kindern wie auch bei jungen Erwachsenen Impfschäden aufgetreten sind, die z.T. lebenslängliche Pflege und Fürsorge benötigen werden, kann nicht mehr abgestritten werden.

Ausheilung ist meiner Ansicht nach fast immer möglich, wenngleich nicht immer wahrscheinlich. Und auch der Tod ist aus seelisch-spiritueller Sicht ein ganz großer Heiler. Er räumt auf und ermöglicht einen fast vollständigen Neuanfang im überinkarnatorischen Weg der Seele.

> „Die einen sehen Bäume,
> Probleme dicht an dicht.
> Die andern Zwischenräume,
> die Chancen und das Licht."
>
> *Netzfund*

Spätestens seit „Krankheit als Weg" von Rüdiger Dahlke und Thorwald Dethlefsen dürfte auch klar sein, dass körperliche, emotionale oder mentale Krankheiten (= Diseases, also Unleichtigkeiten) nicht nur etwas sind, was bekämpft oder geheilt werden sollte, sondern auch Wege der Existenz, das Bewusstsein von uns Menschen zu erweitern und uns zur Entwicklung anzutreiben. Durch Krankheiten (Dr. Hamer nannte sie „sinnvolle biologische Sonderprogramme") kann sich der Mensch ganz außerordentlich entwickeln und dazulernen. Er wird von der göttlichen Ordnung und der Natur dazu gedrängt.

Wer möchte schon sein Leben lang Schmerzen haben? Wer möchte schon sein Leben lang leiden oder in der Opferrolle sein?

Mit RESCUE halten Sie nicht nur ein schönes Büchlein in den Händen, sondern gleichermaßen eine Eintrittskarte in die Welt der Heilkunde. Nutzen Sie das! Treten Sie ein…

Hochdorf, im August 2022,
Dr. med. Jochen P. Handel

Viele Familien empfanden die Corona Krise als anstrengend bis vernichtend. Die heranwachsenden Generationen in den westlichen Ländern Europas kennen keine Hungersnöte mehr, keinen Krieg und keine Diktatur. Sie sind geprägt vom Wohlstand und scheinbarer Sicherheit. Sie genießen die Komfortzone und erlebten bis dato keine wesentlichen Bedrohungen. Sie haben gelernt, sich anzupassen, den technischen Fortschritt zu genießen und viel in den virtuellen Welten zu verweilen.

Mit Ausrufen der Pandemie hat sich für die meisten Menschen sehr viel verändert. Angst, Unsicherheit sowie Spaltung begleiten die Gesellschaft und wer auf offizielle Medien vertraut, findet (außer der Impfung) nichts, was Hoffnung spendet. Der Tod und die Krankheit schon lange als Feind angesehen, fanden jeden Tag Platz in Nachrichten und Artikeln. Die Aussöhnung mit der Vergänglichkeit ist schon lange nicht unser kollektives Thema.

Meine Arbeit im Rettungsdienst hat mir eine wichtige Erkenntnis gebracht: Die Angst vor dem Tod ist groß und es gibt nur wenige Menschen, die dem Tod friedlich begegnen können. So sind die Corona-Todeszahlen eine hervorragende Waffe im Kampf gegen den Ungehorsam. Sie versetzen den durchschnittlichen Bürger in Angst und Schrecken und nur der blinde Gehorsam – die Maske, die Isolation und die Impfung – kann scheinbar das Überleben sichern.

Wer seine Ängste verloren hat oder sie akzeptiert und abgelegt hat, ist nicht so leicht angreifbar und manipulierbar. Er hat sich befreit und verlässt die Zone der Abhängigkeit.

Das Thema Angst und nicht Covid-19, finde ich, spielt eine zentrale Rolle in der aktuellen Lage. Gefangen in kleinen und großen Ängsten leben so viele von uns und die wenigsten trauen sich, dem System den Rücken zu kehren.

Über die Jahre hat der Kapitalismus uns mit Konsum belohnt, damit wir friedlich und brav weiter funktionieren. Die Corona-Krise ist daher aus meiner Sicht auch eine große Chance sich mit eigenen Einschränkungen zu konfrontieren und nicht limitiert zu leben. Es ist eine Zeit, die mehr Möglichkeiten bietet mutig zu sein, als die letzten 50 Jahre.

Dieses Buch ist viel mehr als ein persönlicher Prozess der Verarbeitung. Es ist eine Bekenntnis zu sich selbst und zum eigenen Beruf. Und es ist eine Anleitung und Fundgrube für die, die den Mut fassen wollen und nach dem Weg suchen.

Während meines Germanistikstudiums machten die Werke großer Schriftsteller einen wesentlichen Teil meiner Beschäftigung aus. Ich begab mich oft auf eine Zeitreise, in der sehr deutlich die politischen und sozialen Verflechtungen die ganze Gesellschaft prägten. Damals bewegten mich auch die Biographien der Schriftsteller, die oft ins Exil gehen mussten, um Repressalien zu entkommen. Und heutzutage kenne ich Familien, die ernsthaft mit dem Gedanken spielen, ihre Heimat zu verlassen zum Schutz ihrer Kinder und um Ausgrenzung zu vermeiden.

Das Thema dieses Buches ist die Heilung. Es kann ein Hoffnungsträger sein und eine Anleitung zum Gesundsein, unabhängig davon, ob jemand sich gegen die Maßnahmen positioniert oder gerade aus welchem Grund auch immer, seine zweite oder dritte Covid-19-Impfung erhalten hat. Es ist ein Ratgeber und eine Brücke, die durch Beschreibung wirksamer Therapiemöglichkeiten zur Aufhebung des 3G-Modells beitragen kann. Es kann für die Impfgeschädigten die Lösung für ein besseres Leben sein.

Denn für einen Arzt sollte die Politik sowie Interessen der Pharmaindustrie bei der Behandlung eines Patienten niemals eine Rolle spielen. In letzter Zeit ist es ganz deutlich zu verzeichnen, dass der angeblich so freie Arztberuf sich erneut befreien muss.

J. R. R. Tolkien hat im Jahr 1966 in seinem Vorwort zur seiner Trilogie „Herr der Ringe" geschrieben:

> **„Man muss in der Tat persönlich in den Schatten des Krieges geraten, um zu erfahren, wie bedrückend er ist (…)."**

Die Menschen sind im Jahr 2020 und 2021 bedrückt, erschöpft und zutiefst gespalten. Jetzt ist die Zeit, sich gegen den Krieg zu positionieren und sich zu vereinen. Damit auch die Menschen mit Impfschaden nicht ihrem Schicksal überlassen werden, sondern eine neue Chance haben. Es ist an der Zeit, das alte System zu verabschieden und die Entwicklung eines neuen Menschen fördern: Eines freien, starken und reflektierten Weltbürgers.

Dieses Buch ist ein Plädoyer für die Selbstheilungskräfte des Körpers, für die Genesung und Lebensfreude. Es beinhaltet auch Weisheiten über das Glück und die Wege zum Glücklichsein. Denn ohne Glück gibt es keine Gesundheit.

September 2021,
Karina Julia Handel

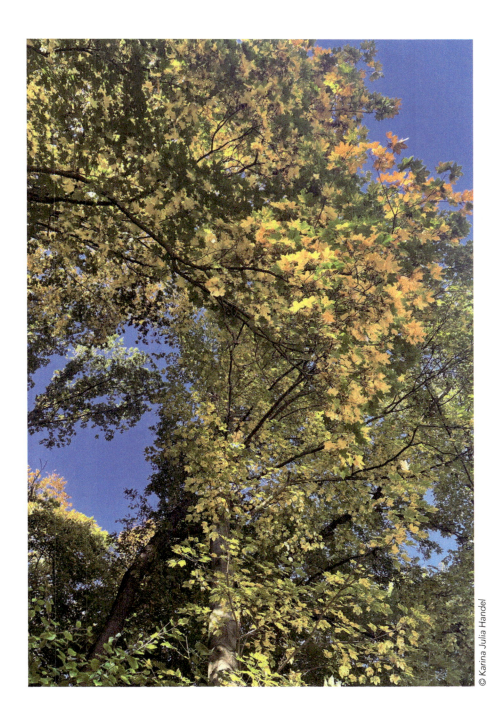

1
GRUNDLEGENDE ANMERKUNGEN ZUM IMPFEN UND ZUM KONZEPT DER „SCHULMEDIZIN"

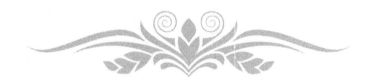

Am 5. Januar 2009 übernahm ich „meine" allgemeinärztliche Praxis im Osterzgebirge, nicht ohne einen gewissen Stolz. Studiert hatte ich vom Oktober 1994 bis Mai 2001 an den Universitäten Ulm, Barcelona und Dresden. Meine erste bezahlte Arbeitsstelle hatte ich am Institut für Klinische Pharmakologie der Universität Dresden – eine Tätigkeit, die mich zur Promotion im Fachgebiet der klinischen Pharmakologie führte.

Drei oder vier Mal im Laufe meines Studiums hatte ich den Versuch unternommen, einen Doktortitel zu erwerben. Wenn schon Arzt, dann auch richtig – das dachte ich mir. Die ersten beiden Versuche waren noch an der Universität zu Ulm ... sie sind nicht der Rede wert, eher ein oberflächliches Interesse an verschiedenen Themen. Als sich das Studium jedoch in Dresden dann seinem Ende näherte, da wurde das Anliegen dringend und ich unternahm einen sehr ernsthaften Versuch in der Abteilung für klinische Radiologie. Etwas erforschen wollte ich. Es ging bei dem Thema um die Krankheit Multiple Sklerose, deren Diagnostik und die Untersuchungen in der Magnetresonanztomographie – kurz MRT oder „die Röhre" genannt.

Es ging nicht vorwärts. Ich musste viel arbeiten, dies und das erledigen und nach etlichen Monaten kam ich zum Entschluss, dass ich es auf diese Weise wahrscheinlich nicht mehr bis zur Rente schaffen würde mit dem Doktortitel. Ich gab das Projekt auf und bewarb mich in der Abteilung für klinische Pharmakologie. Idealismus ist eine gute Sache, aber wenn man gerne ein Ergebnis, einen Abschluss hätte, dann bevorzuge ich den Boden der Realität, die nackten Tatsachen, wenn man so will.

Die klinische Pharmakologie der Universität Dresden war ein ganz gut funktionierender Laden. Es gab Struktur, Aufgaben, einen ehrgeizigen Chef und pro Jahr wurden so ca. 20 Doktoranden mit ihrer Arbeit auch tatsächlich fertig. Das wollte ich machen. Ich habe mich beworben und wurde genommen. Dort unter Kollegen lernte ich die Binsenweisheit: „Trau keiner Statistik, die du nicht selber gefälscht hast."

Das klingt jetzt vielleicht wie ein Witz oder so und ich muss sagen, dass Wissenschaftsbetrug natürlich für uns kleine Forscher nicht in Frage kam. Aber ich war in dieser Zeit auch einige Male mit Aufgaben der Ethikkommission der Universität Dresden betraut worden und rückblickend kann ich ganz genau erkennen, wie der organisierte Wissenschaftsbetrug funktioniert.

Er ist einfach größer, als es sich die meisten Menschen vorstellen können oder wollen, er funktioniert international (WHO-kontrolliert, sage ich immer) und er läuft seit mindestens 80 Jahren über ganz legale Bahnen... Nur gelegentlich muss jemand auftreten und ein paar Regeln zur Not mit Gewalt festlegen: „Cannabis – erforschen wir nicht...", „Strophanthin, das ist doch lächerlich...", "CDL kommt nicht in Frage...", „Ernährungsheilkunde nach Budwig erforschen wir, aber wir verändern wesentliche Parameter weil wir denken, wir wissen es besser – dann funktioniert es am Ende auch nicht. Welche Überraschung."

„Und sollte doch ein Mal versehentlich ein sehr überraschendes Ergebnis bei einer Untersuchung herauskommen, so wie das bei der GERAC-Studie geschehen ist, dann verschweigen wir einfach die wesentlichen Ergebnisse und die Presse erledigt für uns dann schon den Rest. Die Wahrheit erfährt dann praktisch niemand."

Na also, ist doch gar nicht so schwierig!
Zynisch? Vielleicht.

Ich möchte den Leser jedoch darauf aufmerksam machen, dass beinahe alles möglich ist, wenn man die Regeln des Spieles beherrscht. Die Herren und Damen bei der WHO, die Lobbyisten in Brüssel, Bern, Bonn, Berlin, London oder Washington und die Vorstandsvorsitzenden bei Roche, Novartis, Pfizer usw. mit ihren Heerscharen von Anwälten beherrschen diese Regeln. Noch Zweifel?

Zum großen Glück war mir das alles im Jahre 2001/2002 noch lange nicht bewusst – sonst wäre ich sicher schreiend weggelaufen – völlig ratlos, welchen Beruf ich denn ergreifen sollte. Unwissenheit schützt, aber sie ist dennoch sehr gefährlich. Es ist der Schutz, den auch Betrunkene und Kinder genießen.

Meine praktische Ausbildung begann also im Dezember 2002 an einem kleinen akademischen Lehrkrankenhaus im Osterzgebirge mit dem Fach Chirurgie. Es folgten die Fächer Kardiologie, Gastroenterologie, Diabetologie, Anästhesie und Intensivmedizin, Kinderheilkunde und Allgemeinmedizin.

Die Erlaubnis zur eigenverantwortlichen notärztlichen Tätigkeit erlangte ich im Januar 2006.

Die vielfältigen Tätigkeiten im Krankenhaus erfüllten mich trotz des immensen Arbeitsvolumens immer wieder mit Eifer und Leidenschaft. Ich erlernte die Arbeit auf der Krankenstation, die Assistenz und Durchführung kleiner Operationen, viele notfallmäßige therapeutische Eingriffe und eine lange Reihe diagnostischer Methoden. Angesichts meiner offenbar befriedigenden Arbeitsleistung hätte man mich dort auch gerne weiterhin behalten. „Wollen Sie nicht noch ein paar Jahre für uns powern?", wurde ich von der Personalchefin gefragt. Wollte ich nicht – jetzt wollte ich eine eigene Praxis.

Mein Erstaunen hätte kaum größer sein können, als ich feststellen musste, dass ich nach 14 (!) Jahren eifrigen Lernens (ein paar ausgiebige Pausen und längere Aufenthalte an Mittelmeerstränden waren auch dabei) und auch erfolgreich absolvierter Prüfung vor der sächsischen Landesärztekammer zum „Facharzt für Innere und Allgemeinmedizin" gefühlt nicht einmal 5% der Probleme meiner Patientinnen und Patienten zufriedenstellend erklären und lösen konnte.

Die meisten ihrer Fragen konnte ich auf Anhieb gar nicht beantworten und im Jahr 2009 konnte man den Doktor Handel viel zu oft in seiner Praxis einigermaßen ratlos erleben. Wie konnte das nur sein? Was war hier geschehen?

Für eine akademische Untersuchung meiner Misere blieb keine Zeit, da jeden Tag zwischen 30-70 ärztliche Konsultationen durchzuführen waren und in meiner Not und gefühlten fachlichen Inkompetenz hatte ich für mich eine einfache und pragmatische Lösung parat. Ich dachte mir: Du hast dir jetzt gerade für viel Geld ein funktionierendes Unternehmen gekauft, jeden Tag kommen viele Patienten, das Telefon steht nicht still und deine Angestellten haben viel Erfahrung – sie wissen offensichtlich, was sie tun. Also: Du gehst jetzt in deinem eigenen Betrieb in die Lehre. Dies tat ich dann auch die folgenden drei Jahre.

Ich hörte meinen Patienten sehr geduldig und aufmerksam zu und anstatt immer gleich prüfungsrelevante – aber offensichtlich vielmals nutzlose ärztliche Anweisungen aus dem Lehrbuch für Allgemeinmedizin zu geben – erfuhr ich auf diese Weise, wie die Patienten sich selbst im Alltag halfen und welche Erfahrungen sie mit der modernen Medizin gemacht hatten. Was für eine lehrreiche Zeit!

Nur eine Lektion ist noch nicht fertig – ich übe jeden Tag: Der erwachsene Patient hat selbst die Verantwortung für seine Krankheit. Nicht der Arzt ist verantwortlich dafür, sondern der Patient. Der Arzt ist verantwortlich für berufliche Sorgfalt, Gründlichkeit, Professionalität und ein gutes fachliches Niveau. Das ist schon schwer genug.

Die Selbstverantwortung ist aber unangenehm für den Patienten, weshalb er oft versucht, sie an den Profi abzuschieben. In diesem Spannungsfeld entstehen schnell Konflikte, die immer wieder dazu führen, dass auch der Patient den einfacheren Weg geht.

Berechtigte Kritik übt er dann nicht an seinem Hausarzt, sondern er wechselt einfach das Lokal. Freie Arztwahl. So wird die Chance für eine Aussprache versäumt und sowohl Arzt wie auch Patient entgeht eine Gelegenheit zur Wahrheitsfindung. Einander zuhören ist immer der goldene Weg in so einer Situation und das geht meist nicht zwischen Tür und Angel in einer hektischen Kassensprechstunde.

Jetzt aber genug mit den Fallstricken und den meist unausgesprochenen Mechanismen der Schulmedizin. Dr. Hamer nannte sie gerne eine Schuld- oder Schülermedizin…

WIDMEN WIR UNS DER IMPFKRITIK

In meiner Sprechstunde gab es mal wieder eine besonders bewegende Geschichte – dieses Mal mit großer Auswirkung auf meine berufliche Orientierung, auf meinen fachlichen Fokus. Erst das Buch „Virus-Wahn" von Claus Köhnlein und seinen Kollegen hat fachlich fundamental untermauert, was ich damals im Ansatz erfuhr: Eine freundliche, aber auch sehr korrekte und ernsthafte Dame Anfang 50 erzählte mir aus den Zeiten der DDR, als noch eine allgemeine Impfpflicht bestand. Sie hatte zwei Kinder und das erste Kind hatte sie pflichtgemäß nach den Vorstellungen des kommunistischen Regimes impfen lassen. Kurz darauf entwickelte es ein kindliches Rheuma. Eine wirklich seltene Erkrankungen.

Es wurde gemeinsam mit der Mutter in eine Rheuma-Spezialklinik für Kinder eingewiesen und dort tauschten die Eltern untereinander ihre Erfahrungen aus: Alle (!) Mütter waren sich einig, dass die rheumatischen Erkrankungen ihrer Kinder in direktem zeitlichen Zusammenhang mit den Impfungen standen. Wenn sie das mit ihren behandelnden Ärzten besprechen wollten, dann wurde ihnen stets erklärt, das könne nicht sein.

Diese Schilderung erinnerte mich an die „drei Lügen der Chirurgen", welche mir ein ärztlicher Kollege mal in einer Kaffeepause offenbarte:

1. *Das tut nicht weh.*
2. *Das kann gar nicht weh tun.*
3. *Das hat noch nie weh getan.*

In der Medizin war es offensichtlich nicht so selten, dass nicht sein konnte, was nicht sein durfte und das betrifft gerade auch das Thema „Impfen". Die drei häufigsten Lügen der Impfbefürworter lauten daher (wie wir im Zusammenhang mit Corona wieder schmerzhaft erfahren mussten):

1. Die Impfung ist unsere einzige „Waffe" im Kampf gegen Infektionskrankheiten.
2. Die Impfung schützt vor Ansteckung.
3. Die Impfung ist sicher und Impfnebenwirkungen sind selten.

Es gibt sehr viele Gebiete der Medizin, die bei Weitem nicht so wasserdicht und akademisch abgesichert sind, wie man als junger Arzt gerne glauben möchte. Während meines Studiums war ich zu einer dreiwöchigen Famulatur in der Augenheilkunde der Universitätsklinik Dresden und ich war sehr wissbegierig in diesem eher technischen Fachbereich. Eine meiner neugierigen Fragen beantwortete mir der leitende Professor der Klinik mit dem für mich damals völlig unverständlichen Satz: „Das Eis ist sehr dünn, Herr Handel"… Was er damit gemeint haben könnte, erahnte ich nun mehr und mehr.

Jedenfalls machte ich mich nach der eindrücklichen Schilderung der betroffenen Mutter über kindliches Rheuma in Folge einer Impfung auf die Suche nach der Wahrheit und fand sehr viel Höchsterstaunliches und zutiefst Besorgniserregendes in den Büchern von Dr. Martin Hirte, den Vorträgen von Dr. Klaus Hartmann und Dr. Friedrich P. Graf. Es war mir vergönnt, Frau Angelika Müller persönlich und ihre unschätzbare Arbeit in dem Verein „EFI – Eltern für Impfaufklärung" kennenzulernen. Sie war es, die die Daten der KiGGS-Studie auswertete und damit das Robert Koch Institut bereits 2011 Lügen strafte. Ungeimpfte Kinder sind gesünder!!! Eine bundesdeutsche Behörde hatte die Daten gesammelt und danach die Ergebnisse vertuscht. Unglaublich, oder? Unglaublich, aber wahr und in Zeiten der Pandemie nun endgültig zum neuen Standard geworden…

Der subjektive Eindruck verantwortungsbewusster Eltern war nun amtlich bestätigt – eine Privatperson hatte den Mut und die Fachkenntnis zur Auswertung und Veröffentlichung der Daten. Welchen Arbeitsaufwand dies bedeutete, wusste ich nur allzu gut aus meiner Zeit bei der klinischen Pharmakologie… Nur hat man Frau Angelika Müller meines Wissens keinen Doktortitel verliehen für ihre Arbeit. Verdient hätte sie ihn zu 100%.

Als mir 2016 durch den Film „Vaxxed" die tragische aber auch sehr mutige Geschichte des Kollegen Dr. Andrew Wakefield bekannt wurde, da glaubte ich keine einzige der Lügen mehr über diesen hochanständigen und ausnehmend kompetenten Arzt und Wissenschaftler. Da wusste ich, dass ich meine „Pappenheimer vom System" kenne.

Ebenfalls 2016 eröffnete ich in einem kleinen Ort im Osterzgebirge eine Zweigpraxis. Zu diesem Anlass kam ein Vertreter der Sächsischen Zeitung für einen kurzen Artikel an die örtliche Bevölkerung. Auch der Bürgermeister war zur Eröffnung anwesend. „Das Impfen halte ich für ein modernes Verbrechen", sagte ich dem mir persönlich gut bekannten Journalisten. „Das kann ich so nicht schreiben", gab er mir zur Antwort. Ich erwiderte: „Warum? Sie stellen es einfach als Zitat Dr. Handel in die Zeitung. Damit sind Sie doch aus dem Schneider und müssen meine persönliche Einschätzung nicht teilen." Es nützte alles nichts, meine Aussage wurde nicht abgedruckt.

Spätestens damals wurde mir immer klarer, welche Schwierigkeiten die Wahrheit in unserer Zeit hat, ans Licht zu kommen. „Während die Wahrheit sich noch die Schuhe bindet, ist die Lüge bereits drei mal um die Welt gelaufen." – so oder so ähnlich wird es Mark Twain zugeschrieben.

2019 erhielt ich vom Internetportal „Zentrum der Gesundheit" den Auftrag, einen Artikel anlässlich der damals drohenden und nun zur bundesdeutschen Realität gewordenen Impfpflicht für Masern zu verfassen. Dieses im deutschsprachigen Raum sehr bekannte Gesundheitsportal wagt es immer wieder, Artikel zu veröffentlichen, welche die aktuelle wissenschaftliche Studienlage widerspiegeln, jedoch im Konflikt mit der herrschenden politischen Meinung sind. Im Konflikt mit dem „Narrativ".

Die Angst vor Infektionskrankheiten und der dogmatische Verweis auf Impfungen als Heilmittel teilte auch schon lange vor Corona die Menschheit in Verweigerer, Befürworter und Mitläufer. Viele Leser selbst auf solchen „alternativen" Plattformen glauben offensichtlich noch den Marketing-Initiativen des Robert-Koch-Institutes, den „Leitmedien" und der etablierten in Kammern organisierten Ärzteschaft, nach denen die Impfung unsere beste, wenn nicht sogar einzige „Waffe" im Kampf gegen Infektionskrankheiten darstellt.

Das Gegenteil ist richtig!

Allein das Weglassen von Impfungen (egal gegen was…) verbessert das Immunsystem. Die Ungeimpften sind im Schnitt gesünder. Das berichten selbst schon Kinderärzte und die entsprechende Studienlage gesammelt und veröffentlicht zum Beispiel vom Team Tolzin bei www.impfkritik.de ist eindeutig. Über Google sind diese Informationen derzeit kaum noch zu finden. Shadowbanning lautet die Methode.

Wer sein gottgegebenes Immunsystem verbessern möchte, muss schon etwas klüger vorgehen. „Nur ein kleiner Pieks" ist wohl für den Patienten der Irrtum des Jahrhunderts und für die Pharmaindustrie das Geschäftsmodell des Jahrhunderts. Wie wäre es denn stattdessen mit Methoden der Abhärtung und Stärkung der Gesundheit und des Immunsystems nach Pfarrer Kneipp? Und was ist mit Vitamin C, Zink, Vitamin D, Ingwer und frisch gepresstem Orangensaft?

Bei der Recherche zu meinem Masern-Artikel *(1)* stellte sich eindeutig heraus, dass die Infektionskrankheiten bereits mit zunehmendem Lebensstandard massiv zurückgedrängt wurden und dass alle oben angesprochenen nichtinvasiven Methoden zur Stärkung des Immunsystems bereits vielfach in wissenschaftlichen Studien belegt worden sind – nur das RKI darf diese Erkenntnisse nicht kommunizieren. Dieses Institut dient offensichtlich einem anderen Zweck.

> „Wer nichts weiß, muss alles glauben."
>
> *Marie Freifrau von Ebner-Eschenbach, 1830-1916*

Auch mir oder dem Autor dieses Buches sollen Sie, geneigte Leserinnen und Leser, deshalb lieber nichts glauben. Meine Erkenntnisse und die schmerzhaften Erfahrungen vieler zuvor treu glaubender Eltern impfgeschädigter Kinder sollen Ihnen lediglich Anlass und Ansporn sein, sich selbst auf die Suche nach Wahrheit und Wissen zu machen.

Bei dieser Suche sollten Sie aber nicht soweit gehen, Ihr Kind den Gefahren eines Eingriffes in das noch unreife Immunsystem auszusetzen. Dies haben vor Ihnen schon genügend andere Eltern getan und klug ist, wer aus den Fehlern der anderen lernt.

Der Gewinn, der Ihnen selbst und Ihren Angehörigen winkt, ist größer als jeder Lottogewinn, mehr wert als alles Gold, Silber und Diamanten. Der Gewinn ist Ihre Gesundheit und damit ein großes Stück selbstbestimmten Lebens.

1) https://www.zentrum-der-gesundheit.de/krankheiten/kinder erkrankungen/diverse-kindererkrankungen/sind-masern-toedlich (zuletzt abgerufen am 11.10.2022)

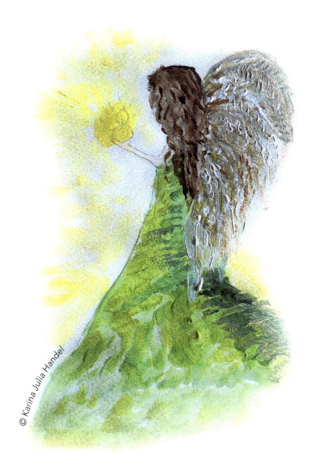

2
„SCHULMEDIZIN" IST EIN FRAMING

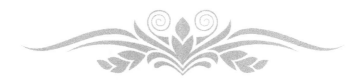

Schulmediziner gibt es genau genommen gar nicht. Wir sind Ärzte oder „Universitätsmediziner". Eine Schule für Ärzte oder eine Arztschule wird der angehende Arzt nicht finden.

Nach der Schule und nach dem Abitur und bei entsprechender Zulassungsvoraussetzung findet sich der Student der Medizin an einer Universität wieder. Dort bleibt er 6 Jahre lang im Studiengang „Medizin". Danach hat er sich zum Arzt approbiert, so lautet die offizielle Bezeichnung. Die Universität stellt ihm eine „Approbationsurkunde" aus.

Mit der Approbation zum Arzt ergibt sich die Möglichkeit der Weiterbildung zum Facharzt (zum Beispiel für Allgemeinmedizin, Innere Medizin, Chirurgie, Orthopädie, Neurologie oder Pathologie). Dieses Weiterbildung findet an sogenannten akademischen Lehrkrankenhäusern statt. Nach Abschluss dieser Weiterbildung mit einer weiteren Prüfung erwirbt man sich einen Facharzttitel. In meinem Falle der „Facharzt für Innere und Allgemeinmedizin".

Wie in jedem Bereich des Lebens gibt es natürlich Menschen, die in einem Gebiet mehr oder weniger engagiert sind. Ich zum Beispiel hatte eine gewisse Leidenschaft für meinen Beruf und dies konnte ich auch bei einigen Assistenzarztkollegen feststellen. In unseren gemeinsamen Diensten in der Notfallambulanz oder auf der Krankenstation gab es gelegentlich heiße Diskussionen über Behandlungsoptionen bei diesem oder jenem Krankheitsbild.

Diese Diskussionen wurden dann meist dadurch beendet, dass es jede Menge Arbeit gab, dass Patienten zu behandeln waren, es waren Eingriffe vorzunehmen, Akten zu führen oder Arztbriefe zu schreiben.

Der Eifer und der Wissensdurst über die beste Behandlungsoption bei häufigen Krankheitsbildern hat sich bei manchen Kollegen auch im späteren Berufsleben erhalten – bei anderen eher nicht. Wieder andere fokussieren sich auf eine gute und solide Diagnostik. Die Menschen sind verschieden.

Relativ häufig war in meiner Praxis im Osterzgebirge beispielsweise tatsächlich die Lyme-Borreliose. 69 Fälle zählte ich im Zeitraum von 5 Jahren und die offizielle in der Ärztezeitung oder im Lehrbuch für Innere Medizin vorgegebene Behandlungsstrategie beschränkte sich im Prinzip auf die orale oder intravenöse Gabe von Antibiotika.

Diese Behandlungsmethode war allerdings nicht so besonders erfolgversprechend und deshalb für mich sehr unbefriedigend. Als ich eines Tages mit einem ärztlichen Kollegen das Thema besprechen wollte, beendete er die Diskussion nach wenigen Sätzen mit der Bemerkung „ich bin Schulmediziner". Für den Moment war ich einigermaßen verblüfft angesichts dieser Aussage. Immerhin hatten wir jahrelang dieselbe Ausbildung auf denselben Stationen durchlaufen. Wir hatten beide das Staatsexamen an der Medizinischen Fakultät in Dresden erworben und mein Kollege war in vielerlei Hinsicht erfolgreicher als ich – außerdem war er ein begnadeter Notarzt und irgendwann sogar einer der ärztlichen Leiter im Rettungsdienst.

Wir hatten beide denselben Facharzttitel auf unseren Urkunden stehen und zumindest ich persönlich war auch immer einigermaßen stolz auf meinen Abschluss gewesen – niemals hätte ich mich selbst als „Schulmediziner" bezeichnet und ich war wirklich sehr überrascht, dass mein ehrgeiziger und erfolgreicher Kollege diese Bezeichnung für sich selbst verwendete.

Mit meinem heutigen Wissen halte ich den Begriff des „Schulmediziners" für ein raffiniertes und auch böswilliges Framing, dem sich kein ehrbarer Arzt unterwerfen sollte. Wir sind universitär ausgebildet.

Und weil sie so modern sind, möchte ich auch eine Verschwörungstheorie dazu äußern: Ich habe gehört, dass der Begriff „Schulmedizin" zunächst von den alten traditionellen Ärzten verwendet wurde. Sagen wir so vielleicht um 1920 oder 1930. Sie wollten damit die modernen Ärzte kritisieren, die ihrer Meinung nach nur noch mit Tabletten der Pharmaindustrie behandelten und zunehmend das alte Wissen der Hippokratischen oder Paracelsischen Ärzteschaft missachteten.

Mit der zunehmenden Macht der Petrochemie, die sehr schlüssig mit dem Namen John D. Rockefeller verbunden ist, wurde es möglich, das Wort „Schulmedizin" medial zu framen und somit einen gedanklichen, also mentalen Rahmen zu erschaffen. Aus einer despektierlichen oder spöttischen Bemerkung wurde ein offizieller Begriff und plötzlich sahen sich die alten Ärzte einer neuen Macht gegenüber. Der Macht der Kartelle der Petrochemie. Die Behörden und Ärztekammern – Hüter und Bewacher der Schulmedizin – verwenden diesen Begriff meines Wissens nach übrigens nicht. Sie ziehen es vor, von der „offiziell anerkannten Medizin" zu sprechen oder zu schreiben.

Wer das Framing der „Schulmedizin" für sich akzeptiert, der distanziert sich damit bewusst oder unbewusst von seiner eigenen universitären Zeit (Studium und Facharztausbildung). Er distanziert sich auch vom universitären und studienbasierten Fortschritt und begrenzt sich auf das, was die Ärztekammern unter dem Einfluss der Pharmainteressen für ihn vorkauen und nach wirtschaftlichen Gesichtspunkten aussortieren. Natürlich wird offiziell geleugnet, dass es nur ums Geld und um die Besitzstandswahrung geht. Sie ist jedoch der einzige rote Faden, der sich durch das Geflecht von Lügen und Halbwahrheiten zieht.

Im Kapitel 4 habe ich die wichtigsten Heilmethoden aufgeführt, die eine überwältigende universitäre Studienlage aufweisen, aber dem Schulmediziner vorenthalten werden.

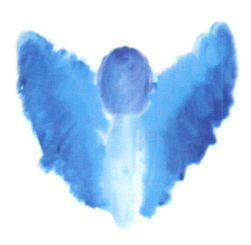

2.1 IHR WERDET BELOGEN

*„Gott gebe mir die Gelassenheit,
Dinge hinzunehmen, die ich nicht ändern kann,
Mut, Dinge zu ändern, die ich ändern kann,
und die Weisheit, das eine vom anderen zu unterscheiden."*

Reinhold Niebuhr (1892-1971), US-Theologe und Philosoph

Das sogenannte Gelassenheitsgebet gehörte zu den Lieblingsgebeten meines Vaters. Möglicherweise gehört es nach dem Vaterunser zu den bekanntesten christlichen Gebeten überhaupt. Eine gute Portion Gelassenheit braucht es schon, wenn man sieht, wie so große Teile der Menschheit in ihr Verderben rennen, während andere äußerst engagiert und manchmal verzweifelt versuchen, sie davon abzuhalten.

Seit Anfang 2020 gibt es eine rasch wachsende, außerordentlich rührige und auch sehr erfolgreiche Widerstandsbewegung gegen die Maßnahmen und das Narrativ der Regierungen dieser Welt. Im Vordergrund stand und steht aus meiner Sicht das Thema „Wahrheit". Ebenso gegenwärtig sind allerdings auch im Widerstand die Phänomene der Verblendung und eines gewissen Fanatismus.

Ein Beispiel: Ich hatte Mitte Juli 2021 mit der Inhaberin des Kanals „Impfschäden Schweiz Coronaimpfung" auf dem Messenger Dienst „Telegram" einen kurzen Chat via Privatnachricht. Dieser Kanal ist sehr erfolgreich und dazu da, Impfschäden durch die Corona-Impfung, die einem selbst widerfahren sind oder die im Freundes- oder Familienkreis beobachtet wurden, anonym zu veröffentlichen.

Telefonieren wollte die Betreiberin des Kanals mit mir nicht – sie wollte so anonym wie möglich bleiben. Sie erläuterte mir, dass sie mit ihrer Aktivität die Impfungen stoppen wolle, woraufhin ich sie fragte: „Wie willst du einen Tsunami aufhalten?" Immerhin waren zum Zeitpunkt unseres Telegram-Chats nach offiziellen Angaben bereits 50 oder 60% der Menschen in Europa mindestens einmal geimpft.

Selbst jetzt für die dritte Auflage des vorliegenden Büchleins erreichen mich Meldungen über Widerstandskämpfer und Aktivisten, die unversehens im Burnout oder zumindest in wiederkehrenden Nervenzusammenbrüchen gelandet sind.

Übungen in Gelassenheit und Unterscheidungsfähigkeit helfen in der aktuellen Zeit ganz enorm. Es hat sich in der Zeit seit März 2020 ganz deutlich gezeigt, dass man eine aufeinander abgestimmte globale Aktion, angeleitet durch Menschen, die über gigantische Finanzmittel und jahrzehntelang aufgebaute Netzwerke verfügen, nicht einfach stoppen kann.

Deshalb ist es für den Widerstand von enormer Bedeutung, sich nicht zu überschätzen, aber dennoch die eigene Macht zu erkennen. „We have been way too effective", sagte Sherry Tenpenny in einem ihrer wöchentlichen Videos (Dr. T and Dr. P). Ich glaube, es war die Folge 58 oder 59. Das bedeutet, sie waren (aus ihrer Sicht, der Sicht der Machthaber) viel zu effektiv.

Ein Jahr später im Herbst 2022 kann ich sagen: Ihr habt schon verloren! Die Vertreter und Verfechter des Narrativs haben eindeutig schon verloren – es ist nur noch die Frage, ob sie es denn selbst bemerken. Sie rufen nach Krieg, bei Ärzten werden Hausdurchsuchungen gemacht, der moralische Rückhalt in der Bevölkerung schwindet von Tag zu Tag… Allerdings ist auch ein Phänomen zu beobachten, welches in der Geschichte immer wieder präsent war: Die Machthaber eines totalitären Regimes neigen nicht dazu, ihre Irrtümer und Lügen zuzugeben. Wenn das Regime wackelt, dann erhöhen sie den Druck. Das ist der übliche Reflex.

Wird es in Deutschland noch einmal eine Regierung wagen, auf Demonstranten zu schießen?

In den USA unterstützen nach meinen Informationen derzeit 22 Bundesstaaten nicht mehr die offiziellen Corona-Maßnahmen. Wer unterstützt noch die Kriegstreiberei des Biden-Regimes? Ein Mann – Donald Trump – hat gemeinsam mit seinen Unterstützern einen enormen Prozess innerhalb der USA angestoßen. Zum Ukraine-Krieg äußerte er sich wie folgt: „This war is unnecessary – we could have made a deal."

Diejenigen, die erst jetzt auf den Trichter kommen, dass da irgend etwas gar nicht so war, wie es uns glauben gemacht wurde, werden sicher äußerst überrascht sein ob der Feststellung, wie ihre Mitmenschen sie manchmal verzweifelt und nach Kräften, mit viel Engagement und Einfallsreichtum und ohne Rücksicht auf eigene Gefahr oder eigene Bequemlichkeiten versucht haben, zu sensibilisieren und zu warnen.

Zu warnen vor einer unaufrichtigen und interessengelenkten Regierung und vor dem blinden Vertrauen in eine seit Jahrzehnten auf finanziellen Profit ausgelegten Pharma-Industrie. Besonders zu bewundern ist an dieser Stelle Dr. Daniele Ganser, der diesen Job der Aufklärungsarbeit seit mindestens 2006 mit einer bewundernswerten schweizer Gründlichkeit, Gelassenheit und Ausdauer macht.

Mark Twain sagte: „Es ist leichter die Menschen zu täuschen, als sie davon zu überzeugen, dass sie getäuscht worden sind." Verständlich also, dass wir vor kniffligen Aufgaben stehen.

Nun, was steht am Anfang der Täuschung oder des Betrugs? Vielleicht der Selbstbetrug?

Betrug findet immer dann statt, wenn in der Kiste nicht das drin ist, was die Verpackung verspricht. Wenn sich eine bestellte Ware als fehlerhaft oder funktionsuntüchtig herausstellt, oder wenn man vielleicht etwas kauft und nach Überweisung des vereinbarten Betrags überhaupt keine Gegenleistung erhält. Also ist ein Betrug im Grunde eine vorsätzliche Täuschung zugunsten des eigenen Profits.

Im Falle der Corona-Impfung ging und geht es noch viel tiefer. Wenn einfach ein Placebo gespritzt worden wäre oder würde, dann entstünde kein wesentlicher Schaden im Körper der Geimpften. Die Impfung solle gegen eine neuartige Virusinfektion schützen – so das Versprechen.

Es stellte sich aber heraus, dass das Virus bereits Jahre zuvor patentiert worden war. Dr. David Martin hat dies ausführlichst dokumentiert. Eine seiner Videobotschaften kann über den RESCUE-Telegramkanal aufgerufen werden. Von einer neuartigen Infektionskrankheit kann also keine Rede sein.

Es muss auch klar gestellt werden – und das sage ich mit meiner vollen ärztlichen Autorität, dass die Virushypothese auf tönernen Füßen steht.

Wie die Angst vor (viralen) Infektionskrankheiten seit Jahrzehnten genutzt und geschürt wird, hat Torsten Engelbrecht mit einem Team von promovierten Autoren bereits 2009 in dem Buch „Virus-Wahn" gründlich recherchiert und publiziert. Die aktuelle Auflage mit dem Corona-Update ist äußerst lesenswert (Engelbrecht, Torsten. Virus-Wahn; German Edition).

Interessant sind auch die zahlreichen Gespräche, die ich im Zusammenhang mit der Corona-Erkrankung geführt habe und meine eigenen persönlichen und beruflichen Erfahrungen damit: Sehr viele Menschen hatten lediglich einen positiven Test ohne irgendwelche Symptome. Andere hatten nichts weiter als eine ganz gewöhnliche Grippe. Wieder andere berichten über die „schlimmste Krankheit" ihres Lebens und beschreiben eher Vergiftungssymptome als die üblichen Grippebeschwerden. Den anhaltenden Geschmacksverlust halte ich für einzigartig in der Reihe der üblichen Krankheitssymptomatiken.

Eine wertfreie und offene wissenschaftliche Diskussion ist aber kaum möglich, wenn ein solcher Druck von öffentlicher Seite gemacht wird. Es ist offensichtlich: Die Wahrheit soll hier unterdrückt werden und nicht aufgedeckt! Das ist doch klar, wenn kritische Ärzte Anzeigen, Berufsverbote und Hausdurchsuchungen bekommen. Das sind Zeichen von Faschismus und nicht von Demokratie.

IHR WERDET BETROGEN

Ich wiederhole: Betrug findet immer dann statt, wenn in der Kiste nicht das drin ist, was die Verpackung verspricht. Ab Herbst 2021 wurde zunehmend offensichtlich, dass die „Impfung" nicht dazu geeignet ist, Infektionen zu verhindern oder gar das Immunsystem zu stärken. Im Gegenteil: Durch die Impfung wird die Krankheit weiterverbreitet und alle möglichen anderen Krankheiten werden begünstigt oder verursacht. Dieses Phänomen gab es im Prinzip schon seit der Polio-Impfung, jedoch ist es dieses Mal weit schlimmer.

Es wurde auch offensichtlich, dass die natürliche Immunität dem sogenannten Impfschutz weit überlegen ist (die Quellen bitte ich nachzulesen im Telegram-Begleitkanal). Ich persönlich gehe so weit zu behaupten, dass es einen Impfschutz überhaupt nicht gibt. Es ist eine Mogelpackung, ein Spiel mit dem Placeboeffekt.

Die Corona-Impfung schützt also nicht vor der Krankheit, obwohl offiziell immer noch (Herbst 2022) das Gegenteil behauptet wird. Die Wahrheit ist viel mehr: Die Corona-Impfung – egal welchen Herstellers – kann für den Geimpften lebensbedrohlich sein. Viele starben in unmittelbarem zeitlichem Zusammenhang mit der Impfung oder wurden sehr krank. Tod oder Krankheit durch die Impfung – Nebenwirkung oder ein bedauerlicher Fehler der Entwickler? Wohl kaum.

Dr. Sherry Tenpenny, Prof. Dr. Luc Montagner, Prof. Dr. Sucharit Bhakdi, Dr. Peter McCullough, Dr. Jane Ruby, Dr. Michael Yeadon, Robert F. Kennedy jr., Dr. Lawrence Palevsky, Clemens Arvay und viele weitere Ärzte, Autoren oder Pharma-Insider haben uns seit Beginn des Impfprogrammes immer wieder über die tatsächlichen Inhaltsstoffe und Gefahren des „shots" aufgeklärt. Dr. Tenpenny hat zunächst 4, dann 8, dann 20 und schließlich 40 potentiell tödliche Mechanismen des Impfstoffes benannt und meines Wissens als erste den Begriff der „Biowaffe" eingeführt.

Dr. Claus Köhnlein, Dr. Bodo Schiffmann, Samuel Eckert, Dr. Peer Eifler, Prof. Stefan W. Hockertz und viele weitere Aktivisten haben unermüdlich gegen das offizielle Narrativ der tödlichen Pandemie angeredet, Fakten gegen die Angst gesammelt und veröffentlicht.

Dr. Wolfgang Wodarg, Prof. Ulrike Kämmerlein, Dr. Reiner Füllmich und sein Team haben akribisch die politischen und medizinischen Hintergründe der „Corona – Krise" aufgeklärt und auf Video dokumentiert. Paul Schreyer hat in sorgfältiger Kleinarbeit die politischen Vorbereitungen aufgezeigt.

Wer sich nur ein einziges Wochenende lang die Zeit nimmt und nur vielleicht dreien der gerade genannten aufmerksam und mit offenem Geist zuhört, wird die Wahrheit in ihren Worten spüren und verstehen, dass Politik und Medien eben nicht die Wahrheit gesagt haben. Sie haben gelogen und die Wahrheit unterdrückt.

Der geschätzte Leser muss mir das nicht glauben, er kann es selbst anhand der eigenen Erfahrung und anhand der zahllos verfügbaren Quellen nachrecherchieren.

Es ging nicht um Aufklärung oder Gesundheit für die Bürger, sondern einzig und allein darum, Maßnahmen einzuführen, die möglichst viele Menschen überwachen und zu Impfungen bewegen sollen.

Die Impfung war und ist das Ziel der künstlich erzeugten Pandemie, ebenso wie die Bevölkerungskontrolle und Bevölkerungsreduktion.

Dr. Lawrence Palevsky bringt es auf den Punkt:

„Ich möchte, dass die Menschen erkennen, dass diese Injektion verursacht, dass die Menschen krank werden. Es gibt drei Grundsätze bei den Impfungen, gegen die wir ankämpfen:

1. Impfungen sind sicher.
2. Impfschäden sind selten.
3. Die Ungeimpften sind die Krankheitsüberträger.

Alle drei Grundsätze sind zu 100% falsch. (…) Die Impfung hat nichts zu tun mit der Vorsorge gegen eine Infektion. (…) Es geht darum, dich zu verletzen, dich zu verstümmeln und dich zu töten."

(Critically Thinking with Dr. T and Dr. P, Episode 54, July 8 2021; Veröffentlicht auf Rumble) https://rumble.com/vjn2qh-critically-thinking-with-dr.-t-and-dr.-p-episode-54-july-8-2021.html)

Zum Schluss dieses Kapitels möchte ich den Liedermacher Hannes Wader zitieren:

> „Ja auch dich haben sie schon genauso belogen,
> So wie sie es mit uns heute immer noch tun.
> Und du hast ihnen alles gegeben,
> Deine Kraft, deine Jugend, dein Leben."
>
> *Es ist an der Zeit (Hannes Wader 1980)*

Es ist an der Zeit – holen wir uns unser Leben nun zurück!

GRIPPEWELLE IN DEUTSCHLAND
WIE VIELE INFLUENZA-FÄLLE WURDEN GEMELDET?

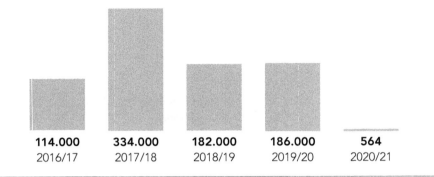

| **114.000** | **334.000** | **182.000** | **186.000** | **564** |
| 2016/17 | 2017/18 | 2018/19 | 2019/20 | 2020/21 |

Quelle: RKI, 2016-2020 gerundet;
Die Grippesaison geht von der 40. KW eines Jahres bis zur 20. KW des Folgejahres.

2.2 IHR SEID KEINE SCHAFE –
IHR WART VERBLENDET ODER AHNUNGSLOS

„Wer nichts weiß,
muss alles glauben."

Dieses Zitat wird der Freifrau Marie Ebner von Eschenbach (13.9.1830-12.3.1916) zugeschrieben. Sie war Uhrmacherin und Schriftstellerin und sicher sehr klug.

Vielleicht kann das folgende Interview mit Marcel Barz, der zunächst über die Machenschaften der WHO auch nichts wusste, zeigen, wie man zunächst ahnungslos sein kann, aber dann trotzdem durch Nutzen und Einsetzen der eigenen Kompetenzen der Wahrheit auf die Spur kommt.

Jeder kann die Wahrheit finden. Man muss es nur wollen, nicht wahr?

Marcel Barz: „Der Witz ist ja, dass ich eigentlich einem Freund beweisen wollte, wie dramatisch die Lage in Deutschland ist bzw. wie deutlich sich die Pandemie in den Rohdaten niederschlägt. Aber dann haben mich meine eigenen Ergebnisse überrascht. (...) Ich denke auch, dass ausgehend von einer falschen Datenlage eine „epidemische Lage von nationaler Tragweite" simuliert wurde. Die Pandemie ist nicht echt. Die Angst der Menschen schon. Ich erlebe es als Massenpsychose, die den Blick auf die Fakten verhindert. Den Missbrauch von Mathematik und Zahlen zu erleben, ist für mich wirklich schwer auszuhalten."

Das vollständige Interview ist hier und auf meinem Telegram-Kanal:
https://www.hauke-verlag.de/in-den-rohdaten-laesst-sich-keine-pandemie-finden/

Als Massenpsychose oder Massenhypnose kann man das gesamte Corona-Phänomen seit März 2020 durchaus bezeichnen. Als ich im März 2022 im Freundeskreis herum fragte, wie wir uns denn so sicher sein könnten, dass wir auf den Spuren der Wahrheit sind und nicht die anderen (Vertreter des offiziellen Narrativs) in Wahrheit richtig liegen, da bekam ich eine sehr kluge Antwort:

„Wir diskutieren", wurde mir geantwortet. „Wir reden darüber und verweigern nicht das Gespräch."

Bei einer ärztlichen Kollegin und auch Vorgesetzten habe ich eben dann genau das Gegenteil erlebt: „Das diskutiere ich nicht..." Zack und weg war sie.

Menschen (und gerade auch Ärzte), die sich in den vergangenen Monaten gegen Corona haben impfen lassen, haben mit diesem Schritt bewiesen, dass sie zumindest bei einem der folgenden Themen einer offiziellen Einheitsmeinung folgen, aber offenbar nichts wirklich relevantes darüber wissen:

1. *Die wahre Natur von Viren*
2. *Die Bedeutung des menschlichen Immunsystems und wie man es stärken kann*
3. *Die schädlichen Auswirkungen von Impfstoffen bereits in der Vergangenheit*
4. *Die Funktion unserer westlichen Regierungen und Behörden*
5. *Die Funktion unseres Erziehungs- und Ausbildungssystems*
6. *Die Verkommenheit, Obrigkeitshörigkeit, Menschenverachtung, Skrupellosigkeit, Weisungsgebundenheit und Finanzorientierung der zentralen Akteure in zahlreichen öffentlichen Einrichtungen auf der ganzen Welt (WHO, NATO, IWF, Ärztekammern uvmm.)*
7. *Die Hinweise auf jahrzehntelange Vorplanung der Corona-Pandemie*

Für den wachen Beobachter des Zeitgeschehens war zumeist schon drei bis vier Wochen nach Beginn der sogenannten „Pandemie" klar, dass hier etwas Ungewöhnliches und sehr Widersprüchliches im Gange ist. Bereits im Frühjahr 2020 gab es öffentliche Demonstrationen, Youtube-Videos, Facebook-Gruppen und Kundgebungen gegen den offiziell ausgerufenen „Virus-Wahn". Viele Menschen bemerkten, dass es einen großen Druck im öffentlichen Raum gibt, die „herrschende Meinung" zu akzeptieren.

Bereits im Januar 2021 sagte ich jedem, der es wissen wollte und auch vielen, die es nicht wissen wollten: Dieser Impfstoff ist sicher gefährlicher als die Krankheit. Als ich dann ab Februar 2021 die ersten offensichtlichen Impfschäden zu Gesicht bekam, wurde das Bild noch klarer und noch drastischer. Mein damaliger Arbeitgeber war an meiner Einschätzung in keinster Weise interessiert und meine ärztliche Leiterin wurde nicht müde zu betonen, dass die Entscheidung zur Impfung freiwillig sei.

Ich konnte beobachten, dass sich die alternativen Medien förmlich überschlugen mit Meldungen über die Gefährlichkeit der Impfung, während der Mainstream sehnsüchtig auf den rettenden „Shot" wartete und ausschließlich über positive Aspekte berichtete, beziehungsweise Heilsversprechen machte.

Sogar ein mir sehr sympathischer Kollege einer Gruppenpraxis in Luzern kam mir eines Morgens im April freudestrahlend entgegen und eröffnete mir, er habe nun seine zweite Impfung erhalten – er fühle sich unbesiegbar. Bereits am folgenden Tag begannen langwierige Probleme mit seinem rechten Ellbogen, was ihn auch während seiner Arbeitszeit behandlungsbedürftig machte.

Von den medizinischen Praxisassistentinnen sind zu Beginn der Impfaktion in besagter Schweizer Gruppenpraxis direkt nach der Impfung drei junge Frauen an „Corona" erkrankt, nachdem es zuvor monatelang keine Infektionsfälle gegeben hatte. Auf meine fachliche Einschätzung diesbezüglich wurde kein Wert gelegt und nachdem ich mich unvorsichtig rasch und offen als Impfgegner und Skeptiker der Corona-Maßnahmen geoutet hatte, umgab mich bald eine Mauer des Schweigens von Seiten der medizinischen Kollegen.

Die Mauer des Schweigens wurde in weiten Teilen der Bevölkerung zu einer „Mauer der Verblendung". Das Aufrechterhalten der eigenen Meinung und des eigenen Weltbildes entgegen den offenkundigen Wahrheiten ist mit einem erheblichen Energieaufwand verbunden.

Parallel zum öffentlichen Impfprogramm ist das Interesse an Telegram-Kanälen, welche die Impfschäden dokumentieren und einen Austausch unter den Betroffenen ermöglichen, massiv angestiegen.

Die Geschichte von Eric Clapton zeigt beispielhaft, dass zumindest Ahnungslosigkeit überwunden werden kann. Eric Clapton – einer der bekanntesten Musiker meiner Generation – wird dafür auch bis heute vom Mainstream diskreditiert. Der weltbekannte Sänger, Gitarrist, Künstler und Liedermacher hatte sich musikalisch als Kritiker der harten Corona-Maßnahmen geoutet – trotzdem hatte er sich im Februar und April 2021 mit AstraZeneca impfen lassen und bereute diese Entscheidung zutiefst. Wochenlang kämpfte er mit schweren neurologischen Symptomen und würde sich wohl nie wieder impfen lassen.

Werner Kieser, der erfolgreiche Schweizer Unternehmer und Fitness-Papst, konnte nicht mehr zu dieser Einsicht gelangen. Noch am 3.4.2021 hat er sich als Kritiker der Maßnahmen in einem Interview in der NZZ geäußert. Die Impfung hat er trotzdem kritiklos und offensichtlich ahnungslos akzeptiert, da er zur „Hochrisikogruppe" gehöre und da „vor Kurzem" unverhofft „zwei Impftermine frei geworden" seien. Am 20.5. berichten die Schweizer Medien über sein Ableben. Herzversagen gilt als Todesursache – jeglicher Zusammenhang zur Impfung: Fehlanzeige.

Ärzte können sich im Rahmen der Corona–Krise sogar vom Saulus zum Paulus wandeln, wie die Erfahrungen von Dr. Charles Hoffe zeigen. Nach der Verabreichung von 900 Impfdosen an seine Patienten war er sehr überrascht und schockiert von der Anzahl der unerwünschten Wirkungen und ist nun zu einem sehr aktiven Gegner der Corona-Impfungen geworden.

Er ist offensichtlich nicht der Einzige: „Mehr als 23.000 Ärzte sind aus der Impfkampagne ausgestiegen", berichtet die Welt am 15.8.2021. Auch der Oberösterreichische

Wochenblick informiert über dieses Phänomen. Wie viele Ärzte sich global aus dem Impfprogramm verabschiedet haben, ist derzeit unbekannt.

Wir halten fest: Ahnungslosigkeit ist noch verhältnismäßig leicht zu überwinden. Ein einziges eindrückliches Erlebnis kann die Sichtweise bereits komplett verändern. Beim Thema Verblendung wird es schon schwieriger.

Drei Heilmittel gegen Verblendung möchte ich nennen:

1. *Liebe und Vertrauen – wenn ein geliebter Partner, dem man vertraut, einem die Augen öffnet.*
2. *Die Meditation – wenn die Einsicht aus dem eigenen Inneren kommt, aus dem Bewusstsein, aus dem höheren Selbst, aus dem Bauchgefühl – wie man es auch immer nennen mag.*
3. *Ein archimedischer Punkt – wenn man an einem Beispiel direkt und zweifelsfrei die Wahrheit erkennen und von der Lüge unterscheiden kann.*

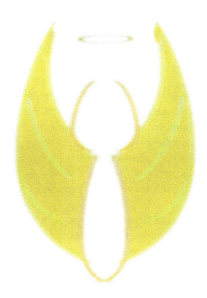

2.3 BRIEF AN DEN KANTON ZÜRICH

Folgendes Schreiben von mir ging am 4.4.2021 an das Sekretariat des Kantonsarztes des Kantons Zürich. Vorausgegangen war eine Meldung (=Denunziation) meiner damaligen Arbeitgeberin, die mir Versäumnisse bei der Einhaltung der Maskentragepflicht vorwarf.

Als Reaktion auf dieses unten abgedruckte Schreiben kam lediglich der juristisch verklausulierte Hinweis auf meine Gehorsamspflicht und die Drohung mit aufsichtsrechtlichen Maßnahmen.

Meine Antwort ist wie folgt: Ein Arzt muss nicht (!) – ich wiederhole – nicht seinen Behörden gehorsam sein!!!!!!! Dies widerspräche jeder ärztlichen Ethik.

Er ist seinem Gewissen, seinen fachlichen Fähigkeiten, der Berufsordnung, den Patienten und dem Eid, den er abgelegt hat verpflichtet. An diesen Eid – und hier erscheint mir das Genfer Gelöbnis derzeit am modernsten, umfassendsten und von der Weltgemeinschaft allgemein hochgradig akzeptiert. Kurz: Es gibt kein einziges Gegenargument gegen das Genfer Gelöbnis – an diesen Eid muss ihn derzeit aber leider der ärztliche Kollege oder der Patient erinnern.

Die Ärztekammern tun dies nicht. Der Weltärztebund tut dies nicht. Die FMH tut dies nicht. Die Presse tut dies nicht. Und die Pharmaindustrie?? Sicher auch nicht.

Wenn der Arzt seinen Eid vergessen hat, dann ist es leider – und ich bedaure dies so sagen zu müssen, heutzutage in 99% der Fälle am Patienten, ihn daran zu erinnern.

Und zwar nicht, weil dies so richtig ist oder so sein müsste. In der Pflicht wären die ärztlichen Kollegen oder die Berufsverbände. Nachdem dort aber das hochbezahlte Versagen und Wegschauen inzwischen Kultur geworden ist, MUSS der Patient dies tun und wissen, wenn er nicht zum Opfer werden will.

Ich hoffe, ich habe diesen Punkt sehr deutlich und sehr klar gemacht. Es ist nicht richtig, dem Patienten diese Verantwortung, die Verantwortung, für die ärztliche Ethik zu übergeben. Aber so wie eine Patientenverfügung heutzutage jedem empfohlen wird, in der die letzten Dinge des Lebens geregelt sind, so sollte das Genfer Gelöbnis angesichts der desaströsen Zustände in den meisten Praxen und Kliniken derzeit das erste sein, was zu regeln ist in der Arzt-Patient-Beziehung.

Nur um Ihnen noch einmal die Verhältnisse ganz klar vor Augen zu führen: In Deutschland und Schweiz lässt sich der ärztliche Widerstand derzeit auf unter 2% der Kollegen beziffern! Weniger als 2% der ärztlichen Kollegen haben sich einer Widerstandsgruppe gegen die Corona-Maßnahmen angeschlossen. Von diesen 2% wird erfahrungsgemäß noch einmal mindestens die Hälfte der Kollegen sehr unsicher, wenn die Repressalien zunehmen und wenn es ans Eingemachte geht.

Das ist derzeit die Realität, die ich wahrnehme und meinen Lesern und Zuhörern mitteilen möchte. Sie ist traurig, aber nicht hoffnungslos – sie nimmt jedoch ganz sicher den Patienten mit in die Pflicht und ist in diesem Sinne eine sehr große Chance für den mündigen Patienten, selbstverantwortlich und souverän zu werden und dann auch so zu agieren.

Doch nun genug der Vorrede, hier der Brief an den Kanton:
(Das Genfer Gelöbnis ist im Kapital 4, Seite 56-57 und im Anhang, Seite 209-210 abgedruckt.)

Sehr geehrte Damen und Herren,

vielen herzlichen Dank für Ihren Brief per Einschreiben vom 11.3.2021 mit der Aufforderung zur Stellungnahme. Dieser Aufforderung komme ich sehr gerne nach, da sie mir die Gelegenheit bietet, einige Fakten zu dieser sogenannten Pandemie klarzustellen, die mich schon seit Monaten bewegen. Bitte gestatten Sie mir einige zum Verständnis wichtige Ausführungen, ehe ich auf die Vorwürfe meiner Arbeitgeberin eingehe.

1.1 persönliche Erfahrungen zu Beginn der sogenannten Pandemie

Ab Mitte Februar 2020 war ich in einer großen Allgemeinarztpraxis in Kriens beschäftigt. Das Spektrum der Tätigkeiten und das Patientenaufkommen entsprach in etwa dem meiner eigenen Praxis im Osterzgebirge (2009-2017), weshalb ich mich schnell heimisch fühlte und mich auch zügig und gut einarbeiten konnte.

Bereits im Januar 2020 wurde schon über das Auftreten eines neuen Coronavirus berichtet, was dann in den Medien verbreitet wurde. Als Ende Februar vom Gesundheitsdepartement Luzern dann die „Pandemie" ausgerufen wurde, sagte ich „ich beobachte eine milde Grippewelle". Später erfuhr ich, dass die WHO die Definition für eine Pandemie bereits 2009 verändert hatte – wohl in weiser Voraussicht – und diese somit nicht mehr der historischen Bedeutung entsprach.

Damals hieß es noch, der Kantonsarzt von Luzern wolle über jeden Fall von Corona persönlich informiert werden. Ich war etwas erstaunt, da man zu diesem Zeitpunkt ja noch nicht ausschließen konnte, dass es wirklich richtig schlimm werden würde. Was hätten wir getan, wenn wirklich ein Drittel der Bevölkerung oder mehr schwer oder gar lebensbedrohlich erkrankt wäre?

Berufsbedingt habe ich unzählige Stunden, Tage und Nächte in überfüllten Notfallstationen und überbelegten Krankenhäusern zugebracht. Prinzipien der Notfallmedizin und sogar Kriegsmedizin sind mir in Theorie und Praxis bekannt. Die Notwendigkeiten zur Triage von Patienten, wenn die personellen und materiellen Ressourcen nicht mehr ausreichen, kenne ich aus der eigenen Berufserfahrung.

Ich dachte also: Wir haben hier eine „Pandemie" und der Kantonsarzt, zuständig für ca. 1.700 Ärzte und eine Bevölkerung von über 400.000 Menschen will wirklich über jeden Fall persönlich informiert werden?? Damit wäre doch schon jeder Chefarzt eines mittleren städtischen Spitals völlig überfordert.

Ungläubig rief ich also damals im Büro des Kantonsarztes von Luzern an, um nachzufragen, ob das wirklich stimmt. Die entsprechende Direktive wurde mir telefonisch bestätigt, allerdings sei der Kantonsarzt jetzt gerade nicht verfügbar, „jetzt ist er gerade in einer Besprechung". Ich sagte: „Das geht ja gut los".

Ich war immer Arzt mit Leib und Seele. Der Werdegang, die Ausbildung waren hart und langwierig. Details können in meinem Lebenslauf nachgelesen werden.

Im Frühling 2020 wollte ich am liebsten noch jeden infizierten, verschnupften oder irgendwie symptomatischen Patienten testen, um herauszufinden, ob er nun an Covid-19, an Influenza oder an einer anderen mehr oder weniger ansteckenden Krankheit leidet. Es war aber viele Wochen lang nicht möglich, Corona-Tests zu erhalten. Selbst die üblichen Abstriche konnten nicht durchgeführt werden, da es an Material fehlte.

1.2 Verhalten der Behörden und „offiziellen Stellen"

Seither, also seit Februar/März 2020 erlebe ich das behördliche Management dieser sogenannte Pandemie als eine einzige Ansammlung von Kuriositäten, Widersprüchen und Fehlleistungen – zumindest, wenn man es aus einem ärztlichen und heilkundlichen Blickwinkel betrachtet.

Pleiten, Pech und Pannen oder aber die politisch konsequente Umsetzung eines Planes, der vor der Öffentlichkeit und sicher auch vor den meisten Mitarbeitern Ihrer Gesundheitsdirektion weitgehend verborgen wird?

Wie kann es ansonsten möglich sein, dass gerade die Ärzteschaft so enorm auf ihren Gehorsam aufmerksam gemacht wird? Es wird mit Vorschriften und Paragraphen gedroht, nicht aber auf grundsätzliche Ärztliche Werte wie den Hippokratischen Eid oder das Genfer Gelöbnis verwiesen.

Um es an dieser Stelle ganz klar auszudrücken:
Alles macht den Anschein, als ob die Ärzteschaft in den vergangenen 12 Monaten massiv dazu missbraucht wurde, unter der Bevölkerung Angst und Panik zu schüren oder aufrecht zu erhalten. Die Aufgabe eines Arztes ist aber das genaue Gegenteil!

Hier noch einmal zur Erinnerung:
„Die Gesundheit und das Wohlergehen meiner Patientin oder meines Patienten werden mein oberstes Anliegen sein. Ich werde die Autonomie und die Würde meiner Patientin oder meines Patienten respektieren" ... „Ich werde selbst unter Bedrohung mein medizinisches Wissen nicht zur Verletzung von Menschenrechten und bürgerlichen Freiheiten anwenden". (Deklaration von Genf, Weltärztebund 2017)

2.1 Fachliche Aspekte

Wenn man eine virale Pandemie wirklich aufhalten und in die Schranken weisen will, ist es mit „Abstand, Maske und Kontaktverboten" sicher nicht getan. Im Gegenteil: Dies kann sich als schädlich erweisen und das hat es sich auch in den vergangenen 12 Monaten schon vielfach!

Wenn wir eine echte Pandemie hätten, wären die meisten von uns mit der AHA-Regel einfach verloren, vereinsamt oder am Ende eben doch verstorben mit den Maßnahmen oder an einer schädlichen Medizin. Auch die Impfung kann dann sehr leicht mehr Schaden als Nutzen verursachen. All dies wurde hervorragend unter anderem von dem Kollegen Dr. Claus Köhnlein aus Kiel und seinen Mitarbeitern herausgearbeitet und mehrfach publiziert. („Virus-Wahn" in allen Auflagen; vor allem aber natürlich in der aktuellen 10. Auflage absolut lesenswert für Ärzte und Entscheidungsträger in der Medizin).

Das gut funktionierende Immunsystem der allermeisten Menschen ist mit in die Strategie einzubeziehen. Das ist der Ausweg aus der aktuellen Misere, da ansonsten erhebliche Schäden bei den Patienten und bei den gesunden Menschen, die man eigentlich schützen will, auftreten können. Sie sind in den vergangen 12 Monaten bereits zahlreich auf psychischer und körperlicher Ebene aufgetreten.

2.2 Folgende Maßnahmen sind guter ärztlicher Standard

Stärkung des Immunsystems:
Anstelle einer dogmatischen Maskenpflicht muss folgender Maßnahmenkatalog beachtet und umgesetzt werden, wenn man wirklich einen medizinischen, heilkundlichen und gesundheitspolitischen Erfolg sehen will.

2.2.1. *Isolation und Behandlung der Kranken (!) in einer menschenwürdigen Umgebung und mit menschenwürdigen und zielführenden Behandlungsmethoden, dem Stadium der Krankheit angemessen.*

2.2.2. *Stärkung der Immunabwehr der Gesunden (also symptomfreien) Menschen durch:*
- genügend frische Luft; - ausreichend Schlaf und Tiefschlaf; - Bewegung im Freien, bei Sonnenlicht, im Gebirge und im Wald; - hochwertige, frische und möglichst überwiegend pflanzliche vitalstoffreiche Ernährung; - Beachtung der Nahrungspausen, die sowohl für den Kranken wie auch den Gesunden äußerst wichtig für eine ordentliche Verdauung und Immunabwehr sind; - Zufuhr von Vitamin C (1.000 bis 12.000 mg täglich) und Vitamin D (bis 80.000 IE täglich mit Laborspiegelkontrolle); - Vermeidung und Auflösung von Angst und Ärger, Reduktion psychischer Belastungen; - Singen, Tanzen, Lachen, Beten, Yoga und Meditation

Die unter 2.2.2 genannten Methoden erscheinen dem Laien vielleicht banal und sie können auch sehr leicht lächerlich gemacht werden. Allerdings wurden sie in den vergangenen Jahrzehnten allesamt in wissenschaftlichen Studien geprüft und für wirksam befunden. Sie auszugrenzen ist auf der wissenschaftlichen Basis des 21. Jahrhundert ein ärztlicher Kunstfehler. Ausgiebig publiziert zu den oben genannten Methoden haben folgende Ärzte, Professoren oder anderweitig anerkannte Heilkundige. Sie dienen für meine Aussagen als Quellenbeleg:
- Dr. Claus Köhnlein; - Prof. S. Bhakti; - Professor Dr. Jörg Spitz, Dr. von Helden (Vitamin D); - Linus Pauling, Dr. Matthias Rath, Dr. Thomas E. Levy (Vitamin C); - Dr. N. Shioya; - Dr. Norman Walker; - Pfr. Sebastian Kneipp

Stärkung der Eigenverantwortung:
Selbst wenn das Gesundheitswesen mit der Umsetzung all dieser Maßnahmen überfordert wäre, so sollte man darüber einfach täglich in den Zeitungen berichten, anstatt der ständigen Veröffentlichung von Infektions-, Coronatest- und Sterbezahlen.

Abstand oder nicht sollte bei den milden bis symptomlosen Verläufen, die wir in Mitteleuropa üblicherweise beobachten, in der Verantwortung des Einzelnen bleiben. Ebenso das Tragen der Masken im Alltag. Das wäre dann ein Signal an mündige Bürger in einem freien Land.

Hygiene ist wichtig (Händedesinfektion, regelmäßiges Duschen und Waschen der Kleidung, Putzen der Zähne, Reinigung der Wohnräume etc.) allerdings kann Überhygiene wiederum zur Schwächung des Immunsystems führen. Hier ist eine gute Portion gesunder Menschenverstand gefragt und die Achtung der eigenen körperlichen und emotionalen Bedürfnisse.

Schlussbemerkung, persönliche Stellungnahme und Fazit:
Entgegen der Vorwürfe und Anschuldigungen von meiner letzten Arbeitgeberin habe ich nicht (!) systematisch gegen die Maskentragepflicht verstoßen.

Jedem meiner geriatrischen und multimorbiden Patientinnen und Patienten habe ich mich vorsichtig und zunächst mit gebührendem Abstand genähert. Bei bewusstseinsklaren, nicht infizierten und mündigen Patienten habe ich nachgefragt, ob sie das Tragen eines Mundschutzes von meiner Seite wünschen. In jedem Fall bin ich dem Wunsch des Patienten nachgekommen.

Den Mitarbeitern verschiedener Spitex-Organisationen gegenüber war ich sicher nicht unfreundlich, jedoch musste ich gelegentlich meinen Standpunkt auch im Interesse des Patienten deutlich machen. Eine Behandlung mit Maske führt bei geriatrischen und multimorbiden Patienten nicht selten zu großen Problemen mit der Verständigung und mit der Wahrnehmung der Mimik z.B. bei der körperlichen Untersuchung oder beim ärztlichen Gespräch. Dies ist für das Vertrauensverhältnis zwischen Arzt und Patient kontraproduktiv.

Falls der Patient das Tragen einer Maske zum Bedecken von Mund und Nase also nicht wollte, habe ich es meiner ärztlichen Einschätzung überlassen, ob eine solche Maßnahme im Einzelfall förderlich oder eher schädlich ist.

Falls der Patient wünschte, dass ich einen Mundschutz trage, so habe ich dies auch stets getan. Damit achte ich die Wüde und die Autonomie des Patienten.

Politische Anmerkung:
Während es eindeutige Belege dafür gibt, dass es im Vergleich der vergangenen 20 Jahre zu keinerlei bedrohlichen Übersterblichkeit in Europa und auch in der Schweiz gekommen ist (die Weltbevölkerung ist im Gegenteil um insgesamt 80 Millionen Menschen gewachsen), kann jeder Mann und jede Frau zunehmend erkennen, dass dies eine Pandemie der Behörden, der Staaten, der Medien und einzelner Interessengruppen ist.

Die Auswirkungen der offiziellen Maßnahmen sind nun bereits allerorts spürbar mit verunsicherten Menschen, einer tiefen Spaltung der Bevölkerung in „Corona-Glaubensrichtungen", zerstrittenen Familien und Freundeskreisen, zu Unrecht gekündigten oder anderweitig ihrer wirtschaftlichen Existenz beraubten Menschen bei Widerstand oder Widerspruch gegen die herrschende Meinung.

Damit einhergehend gibt es einen rasanten und berechtigten Verlust des Vertrauens in die Regierungen (auch die der Schweiz), die Medien und die öffentlichen Einrichtungen. Viele Patienten haben jetzt große Angst, ins Spital zu gehen, selbst wenn dies aus ärztlicher Sicht dringend nötig wäre!!

Die Maskenpficht (und das ist die Krönung dieser ganzen unerfreulichen Angelegenheit) wird in diesem Zusammenhang dazu benutzt, die Menschen (und auch die Ärzte) zu verunsichern und zum Gehorsam zu nötigen. Es ist der behördliche Missbrauch einer bewährten Hygienemethode, die beispielsweise im OP-Saal oder in Isolationszimmern von Spitälern eingesetzt wird.

Wir Ärzte haben in dieser Situation eine besondere Verantwortung. Wir sind zuständig für die Kranken und Schwachen und nicht dafür, dem Staat beim Aufbau eines Unrechtsregimes oder einer Überwachungsdiktatur nach chinesischem Vorbild zu helfen.

Sehr geehrte Damen und Herren,

ich hoffe, Ihnen an dieser Stelle und mit meinen Ausführungen ausreichend geholfen zu haben und meiner Pflicht zur Stellungnahme genügend nachgekommen zu sein.

**Ich verbleibe an dieser Stelle hochachtungsvoll,
Dr. med. Jochen P. Handel**

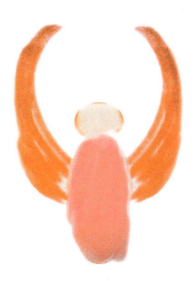

2.4 AUCH UNTER BEDROHUNG…
TANZ MIT DEM KANTON LUZERN

Nach dem Theater mit der Züricher kantonalen „Dienststelle Gesundheit" ließen Meinungsverschiedenheiten mit dem Luzerner Pendant nicht lange auf sich warten. Man muss dort offensichtlich monatelang gefährliche Maskenatteste von mir gesammelt haben, ehe man sich kurz vor Weihnachten 2021 entschied, mir schriftlich die Eröffnung eines Verfahrens anzukündigen.

Nur einen Tag später teilte man mir mit, dass man mir im Kanton Luzern die Bewilligung für eine selbstständig und in Eigenverantwortung geführte Arztpraxis erteilen würde. Ich dachte zunächst, dass hier sicher die linke Hand nicht weiß, was die rechte tut. Erst später wurde mir immer klarer, dass in der Schweiz die Drangsalierung und Bedrohung der Bürger durchaus System hat. Also nicht einfach der Amtsschimmel, der hier wiehert, sondern vielmehr ein Kantonsarzt, der so eine Art Nervenkrieg mit seinen „Untertanen" führen möchte.

Die Sache mit dem Verfahren hat mich schon getroffen – ein paar Tage in Ratlosigkeit, Angst, Verzweiflung und mit ganz schlechtem Bauchgefühl zwischen Weihnachten 2021 und Neujahr 2022 hatte mir sein Schreiben schon gebracht.

Ich beschloss, zunächst zu deeskalieren und suchte das persönliche Gespräch. Dies wurde mir jedoch verweigert. Man war empört in der Dienststelle, dass immer noch Atteste meinerseits ausgestellt würden. Selbstverständlich, sagte ich. Schließlich höre die Behörde ja auch nicht auf, mit unverhältnismäßigen und erwiesenermaßen praktisch nutzlosen Verordnungen die Bevölkerung zu terrorisieren. Tag und Nacht bitteten und bettelten im Herbst 2021 Eltern für ihre Kinder und für sich selbst um Atteste, da sie unter der Maske nicht ausreichend Atmen konnten, Hautausschläge und Panikzustände bekamen.

Dies konnte ich auch sehr gut nachvollziehen, da ich schon nach drei Minuten unter einer FFP2-Maske nicht mehr genug Luft bekam und außerdem bemerkte, wie manche Verkäuferinnen offensichtlich unter einer CO_2-Narkose kaum noch ihre Arbeit erledigen konnten.

Wie dem auch sei, dem Kantonsarzt gefiel meine ärztliche Sicht auf die Sache offenbar gar nicht und er versuchte massiv, mich einzuschüchtern und zu bedrohen – persönliches Gespräch nicht möglich…

„26 Kantonsärzte terrorisieren die Schweiz…", habe ich mir damals gesagt. Von wahrem Föderalismus oder „Kantönligeist", den die Schweizer so sehr lieben, keine Spur.

Doch nun die Schriftstücke. Ich habe mir Mühe gegeben dabei.
Viel Spaß bei der Lektüre :-)

CHRONOLOGISCHE ABFOLGE:

2.4.1 Schreiben der DIGE (Dienststelle Gesundheit und Sport) Kanton Luzern zur Stellungnahme
–> *siehe Anhang ab Seite 192*

2.4.2 Stellungnahme an den Kanton Luzern
–> *nachfolgend ab Seite 46*

2.4.3 Reaktion des Kantons Luzern
–> *siehe Anhang ab Seite 220*

2.4.4 Stellungnahme und Reaktion auf das Schreiben der kantonalen Behörde Luzern
–> *ab Seite 51*

2.4.5 Strafantrag an den Kantonsarzt HARSTALL, Roger
–> *siehe Anhang ab Seite 228*

2.4.6 Bundesärztekammer – Deklaration von Genf
–> *siehe Anhang Seite 232 und 233*

2.4.1 SCHREIBEN DER DIGE (DIENSTSTELLE GESUNDHEIT UND SPORT) KANTON LUZERN ZUR STELLUNGNAHME

siehe Anhang ab Seite 192

2.4.2 STELLUNGNAHME AN DEN KANTON LUZERN

Hochdorf, 09.01.2022

ALS MITGLIED DER ÄRZTLICHEN PROFESSION GELOBE ICH FEIERLICH, MEIN LEBEN IN DEN DIENST DER MENSCHLICHKEIT ZU STELLEN.

DIE GESUNDHEIT UND DAS WOHLERGEHEN MEINER PATIENTIN ODER MEINES PATIENTEN WERDEN MEIN OBERSTES ANLIEGEN SEIN.

ICH WERDE, SELBST UNTER BEDROHUNG, MEIN MEDIZINISCHES WISSEN NICHT ZUR VERLETZUNG VON MENSCHENRECHTEN UND BÜRGERLICHEN FREIHEITEN ANWENDEN.

Auszug aus dem Genfer Gelöbnis in der aktuellen Fassung vom Oktober 2017

Sehr geehrter Herr Dr. Harstall, sehr geehrte Frau Degiacomi,
herzlichen Dank für Ihr Schreiben vom 22. Dezember 2021 und der erwähnten Gelegenheit zur Stellungnahme.

Gemeinsam mit der ebenfalls von Ihnen erteilten Bewilligung für unser kleines Praxisprojekt in der Gemeinde Ballwil stellt Ihr Brief wohl einen behördlichen Versuch der Einschüchterung und Bedrohung dar.

Da ich in solchen Angelegenheiten ungeübt bin, gehe ich davon aus, dass Sie durchaus in der Lage sind, ein Verfahren gegen mich zu eröffnen und mir möglicherweise ganz oder teilweise die Berufsausübungsbewilligung für den Kanton Luzern zu entziehen. Auf diese Weise können Sie sicher auch noch weiteren 10 oder 100 Ärzten in Ihrem Kanton die Bewilligung entziehen und so deren Lebensgrundlage bedrohen.

Was Sie jedoch nicht können, ist, auf diese Weise die Pandemie zu besiegen. Diese wäre nämlich längst vorbei, wenn Sie ärztlich im Sinne des Genfer Gelöbnisses und der alten Traditionen nach Paracelsus und Hippokrates handeln würden.

Bereits vor einem Jahr im Januar 2021 teilte mir die Gesundheitsdirektion Zürich in einem Newsletter mit, dass die COVID-Infektion ja üblicherweise „mild oder symptomlos" verlaufe. Dies entspricht auch meiner ärztlichen Erfahrung, die ich in den vergangenen 21 Monaten sammeln durfte.

Das Gebaren der hiesigen Regierung gemeinsam mit den offensichtlich linientreuen untergeordneten kantonalen Behörden und den flankierenden Medien hat dazu geführt, dass aus einer einfachen Infektionskrankheit vom Ausmaß der saisonalen Grippe nun eine große Bedrohung für das tägliche Leben aller Schweizer geworden ist.

Täglich meldet sich eine große Anzahl verängstigter und teils panischer Eltern sowie braver Schweizer Bürger bei mir per Telefon oder per Email und sucht verzweifelt Rat und Hilfe. Sie haben keinerlei Angst mehr vor der Krankheit oder vor irgendeinem neuen Virus, sondern lediglich vor den behördlichen Maßnahmen, die sie nun am Arbeitsplatz, in der Schule oder auch im öffentlichen Leben umsetzen sollen.

Aus diesem Grunde halte ich es für meine Pflicht, diesen Menschen zu helfen.

Sowohl Maskentragepflicht, Abstandsregelungen wie auch der zunehmende Impfdruck haben in keiner Weise dazu geführt, die Lage zu entschärfen und die Pandemie zu überwinden.

Ist jetzt – zur Stunde – irgendetwas im Kanton Luzern besser als im Januar 2020?

Wie stehen Sie zu der großen Anzahl von Impfschäden, von Arbeitsplatzverlusten und von verängstigten Menschen, die die Politik in den vergangenen 12-24 Monaten verursacht hat? Auch ein Kantonsarzt hat seinen Teil daran zu verantworten.

Bereits im Frühling und Sommer 2020 haben sich in Deutschland die „Ärzte für Aufklärung" formiert. Im Nachbarland Österreich bekennen sich mutige Ärzte und Anwälte in der Initiative „Wir zeigen unser Gesicht" und in der Schweiz wurde das Ärztenetzwerk Aletheia gebildet.

All diesen Bewegungen ist gemeinsam, dass Ärzte und Juristen auf der Suche sind nach der Wahrheit rund um „Covid-19".

Wie wäre nun also die richtige Herangehensweise zur Bewältigung der COVID-Erkrankung gewesen? Aus hausärztlicher Sicht ganz einfach: abwartendes Offenlassen im ambulanten Sektor (eine gute hausärztliche Tugend) und evidenzbasierte Behandlung bei starken Symptomen. Die Evidenz für Ascorbinsäure in höherer Dosierung ist hervorragend, die Evidenz für Vitamin D, N-Acetyl-Cystein, Doxycyclin und Ivermectin ebenso.

Ausführlichere und der allgemeinen Lage ebenfalls angemessene Behandlungsanleitungen kommen von den Doctors for Covid-Ethics, den Ärzten für Aufklärung sowie von Aletheia.

In Ihrem Schreiben vom 22.12.2021 weisen Sie mich auf eine sorgfältige und gewissenhafte Berufsausübung hin. Für mich als Arzt bedeutet dies nicht nur eine sorgfältige Untersuchung des Patienten oder die Dokumentation, sondern auch eine angemessene Behandlung, die den größten Nutzen für den Patienten bringt. Aus diesem Grund beschäftige ich mich sehr gründlich mit der aktuellen Entwicklung und Studienlage zu Covid-19.

Was die Impf- und Maskendispense betrifft, habe ich mich bei jedem einzelnen Patienten von seiner Diagnose und seinem Leidensdruck überzeugt. Was die Sinnhaftigkeit der Maskenverordnungen betrifft, muss ich Ihnen sicherlich nicht erläutern, dass es sowohl Studien gibt, die deren Nutzen belegen, wie auch solche, die keinen Nutzen belegen sondern nur einen Schaden.

Nach dem obersten ärztlichen Prinzip „zuerst einmal nicht schaden" (primum non nocere – elementarer Grundsatz des Hippokratischen Eides) ist es also klar, dass die Indikation für ein Maskendispens großzügig zu stellen ist. Vor allem, weil die Erfahrung der vergangenen beiden Jahre ja sehr deutlich gezeigt hat, dass das Maskentragen die Pandemie nicht beendet hat. Und dass Masken auch schaden können, darf als gesichert gelten. (z.B. Int. J. Environ. Res. Public Health 2021, 18(8), 4344)

Die Covid-19-Verordnung besondere Lage sieht die Möglichkeit vor, dass ein in der Schweiz niedergelassener Arzt, der nach dem Medizinalberufegesetz vom 23. Juni 2006 zur Berufsausübung in eigener fachlicher Verantwortung befugt ist, ein Impfdispens ausstellen darf. Auf diese Verordnung habe ich mich beim Ausstellen meiner Atteste bezogen, um auf die gesetzliche Grundlage hinzuweisen und den Patienten die Möglichkeit für ein Ausnahmezertifikat zu geben.

Ich gehe aber davon aus, dass auch Ihnen bewusst ist, dass es zumindest nach der ursprünglichen Definition der WHO behördlich überhaupt nicht möglich gewesen wäre, eine Pandemie auszurufen. In Folge dessen sind auch alle nachfolgenden Gesetze und Verordnungen absurd im Sinne der Gesundheit der Bevölkerung und können folglich nur einen politischen oder wirtschaftlichen Zweck verfolgen.

Die ursprüngliche Definition, welche auch eher dem gesunden Menschenverstand entspricht, lautet: „An influenza pandemic occurs when a new influenza virus appears against wich the human population has no immunity, resulting in several simultaneous epidemics worldwide with enormous numbers of deaths and illness." (World Health Organization: Pandemic Preparednes, 2006)

Erst 2009 und noch vor der Schweinegrippe wurde diese Definition geändert und offensichtlich wurde auch mit den Jahren eine gute Portion gesunder Menschenverstand abgeschafft. Die enorme oder beträchtliche „Anzahl von Toten" war dann plötzlich *nicht mehr erforderlich (a-t 2010; 41:59-60) und tatsächlich hat es die ja auch nicht gegeben. Zumindest nicht in 2020.*

„Für die Hersteller von Impfstoffen und Neuraminidasehemmern haben sich die von der WHO verbreiteten Pandemieleitlinien als wahres Konjunkturprogramm erwiesen." (ebd.) Der Reingewinn von Novartis stieg in dieser Zeit um rund die Hälfte.

Dies bedeutet kurz gefasst: die „Pandemie" existiert nur auf dem Papier, in den Köpfen der Politiker und aufgrund eines umstrittenen PCR-Tests. Ohne die Politik (der WHO) und die Medien gäbe es gar keine Pandemie.

Im Bezug auf die allgemeine Impfkampagne mit den notfallmäßig zugelassenen Impfstoffen (Quelle SWISSMEDIC), sowie den bis jetzt bekannten Nebenwirkungen (Quelle Aletheia, Ärzte für Aufklärung und eigene Publikation), bin ich der Auffassung, dass die Nutzen-Risiko-Abwägung sowie die Ergebnisse der Zulassungsstudie keinesfalls eine rechtfertigende Grundlage bilden für die aktuell herrschenden Maßnahmen oder offiziellen Behandlungsleitlinien. Auch nicht für die Hinweise in Ihren zahlreichen Newslettern.

Die derzeitige „Pandemiebekämpfung" mittels MRNA-Impfstoffen hat weitere Infektionswellen nicht verhindert. Die massive Impfkampagne führte zum Auftreten von ernsten Nebenwirkungen, die in vielen Ländern dokumentiert worden sind, aber keinesfalls zum Ausrotten der nach offizieller Meinung gefährlichen Covid-19-Erkrankung.

Die Nutzen-Risiko-Abwägung für Covid-19-Impfstoffe für gesunde Jugendliche und Erwachsene unter 40 Jahren fällt selbst nach Aussage der britischen Regierung für die Impfung ungünstig aus. (BMJ 2021;375:n2957)

Untersuchungen der Ärzte S. Bhakdi (Prof. für Mikrobiologie und Immunologie) und A. Burkhardt (Prof. für Pathologie) gehen noch deutlich weiter: sie sprechen der Impfung jeglichen Nutzen ab und stellen eine wissenschaftliche Verbindung zwischen der Impfung und etlichen Todesfällen her **(1 Link S. 56)**.

Der von Aletheia im Juli 2021 verfasste offene Brief an die Swissmedic mit der Forderung der sofortigen Sistierung der Impfstoffe liefert eine ausgezeichnete Analyse im Bezug auf die Schwere der Erkrankung, sowie Wirksamkeit der Impfstoffe und deren Sicherheit **(2 Link S. 56)**.

Zu den angezweifelten Schutzmaßnahmen sowie Einhaltung der Privatsphäre des Patienten:

- *Die Konsultationen erfolgen nach individueller Terminvergabe. Es gibt keine regulären Öffnungszeiten, keine weiteren Mitarbeiter sowie wartende Patienten, die das Risiko der Ansteckung erhöhen könnten.*

- *Den Patienten stehen Desinfektionsmittel zur Verfügung.*
- *Außer dem Arzt und Patienten gibt es keine weiteren Personen in den Räumlichkeiten, die die Privatsphäre des Patienten bedrohen würden.*
- *Die Räumlichkeiten werden gründlich nach dem Besuch des Patienten gelüftet, Kontaktflächen mit entsprechendem Desinfektionsmittel abgewischt.*

Antrag auf Stellungnahme zu folgenden Fragen und Sachverhalten an den Kantonsarzt:

1. Sind Sie im Besitz von evidenzbasierten Daten, inwieweit das Maskentragen bzw. die Impfung im Kanton Luzern das Pandemiegeschehen positiv beeinflusst hat?

2. Wie stehen Sie zu den Forschungsergebnissen von S. Bhakdi und A. Burkhardt? *(1 Link S. 56)*

3. Weshalb werden in dieser „besonderen Lage" Vitamin C, Vitamin D, Doxycyclin, Ivermectin und eine allgemeine Beruhigung der Bevölkerung (bewährte Deeskalationsstrategie in Krisensituationen) nicht angewandt.

4. Wenn ich also in Zukunft verzweifelte Patienten oder Mütter von kleinen Kindern ablehnen werde, da Sie mir möglicherweise die Berufsausübungsbewilligung als Arzt für den Kanton Luzern entziehen, werden Sie oder Ihre Behörde dann für den eingetreten gesundheitlichen Schaden oder für die unterlassene Hilfeleistung die Haftung übernehmen?

Um die Beantwortung dieser Fragen bitte ich Sie und beantrage die Beantwortung gleichzeitig in aller Form. Für Ihr Antwortschreiben setze ich eine Frist 4 Wochen. Sollten die Fragen unbeantwortet bleiben, gehe ich davon aus, dass Ihnen keine evidenzbasierten Daten zur Verfügung stehen oder dass Sie die Fragen nicht beantworten können.

Mit freundlichen Grüßen,
Dr. med. Jochen P. Handel

2.4.3 REAKTION DES KANTONS LUZERN
siehe Anhang ab Seite 220

2.4.4 STELLUNGNAHME UND REAKTION AUF DAS SCHREIBEN DER KANTONALEN BEHÖRDE LUZERN

Hochdorf, 24.02.2022

***ICH WERDE MEINEN BERUF
NACH BESTEM WISSEN UND GEWISSEN,
MIT WÜRDE UND IM EINKLANG
GUTER MEDIZINISCHER PRAXIS AUSÜBEN.***

Auszug aus dem Genfer Gelöbnis in der aktuellen Fassung vom Oktober 2017

Sehr geehrter Herr Dr. med. Roger Harstall,
erneut vielen herzlichen Dank für Ihr Schreiben vom 4.2.2022 **(siehe Seite 220)**. Da Sie in keinster Weise auf meine sachlichen Argumente und konstruktiven Vorschläge eingegangen sind, ergibt sich für mich nun die Gelegenheit und auch die ärztliche Pflicht für die folgenden Schritte und Maßnahmen.

Diese Schritte und Maßnahmen entsprechen für mich der persönlichen Bedeutung des vorangegangenen Schriftwechsels und sind eine logische Folgerung aus 2 Jahren medizinischem „Pandemie-Missmanagement" und politischer Verstrickung ein Lügengebäude, welches seinesgleichen sucht. Im Einzelnen sind dies:

1. **Veröffentlichung des Vorgehens und Verfahrens der DIGE Luzern.** Dieser Brief ist ein offener Brief an Ihre Dienststelle „Gesundheit und Sport" Luzern. Er geht in Kopie an die folgenden Adressen: Kantonsregierung, namentlich Regierungsrat Guido Graf, die Dienststelle Steuern, die mir zwischenzeitlich bekannten Redakteure und Adressen des Seetaler Boten, der Luzerner Zeitung und des „Blick" sowie an die entsprechenden Vertreter der „Freunde der Verfassung" und von Aletheia. Ebenfalls informiert werden Vertreter alternativer Medien im DACH-Raum, da ein Vorgang in der Zentralschweiz angesichts der derzeitigen Vorgänge im deutschsprachigen Raum durchaus von überregionalem Interesse ist.

2. **Aufforderung zu strukturellen Konsequenzen.** Da die DIGE Gesundheit und Sport in Zusammenarbeit mit der kantonalen Regierung des Kantons Luzern ganz offensichtlich auf ganzer Linie versagt hat, fordere ich einen Austausch der verantwortlichen Personen. Hiermit bewerbe ich mich offiziell und in aller Form auf die Stelle des Kantonsarztes für den Kanton Luzern. Meine Bedingungen für eine ordentliche Berufsausübung finden Sie im weiteren Verlauf.

3. Strafantrag und Antrag auf persönliche Haftung für Sie und ggf. die anderen 25 Kantonsärzte der Schweiz angesichts des angerichteten Schadens seit Oktober 2019

Erläuterung und nähere Erklärung meiner Beweggründe

Die Menschheit ist sehr erwachsen geworden.

Die allermeisten Menschen benötigen keine Autoritäten und Behörden mehr, die ihnen im Alltag sagen, was sie zu tun und zu lassen haben. Wie sie ihren Lebensunterhalt verdienen sollen und welche Vorschriften sie zu befolgen haben.

Jeder Mensch hat seine ganz eigene göttliche Anbindung, ob sie ihm nun bewusst ist, oder nicht. Die einzige Aufgaben unserer Behörden oder unseres „demokratischen" Staatsapparates wird sein, die Bewohner eines Landes gelegentlich an ihre göttliche Anbindung und ihren göttlichen Ursprung zu erinnern.

Dafür braucht es keine große Verwaltung und auch nicht viele Gesetze. Es kann somit massiv Geld und Personal eingespart werden.

26 Kantonsärzte kontrollieren das Gesundheitswesen der Schweiz.

Obwohl der Mensch ja biologisch und physiologisch überall auf der Welt zu 99% identisch ist, wurden in einer beispiellosen Kleinstaaterei im deutschsprachigen Raum in 26 Kantonen, 16 Bundesländern und in verschiedenen Bezirken Österreichs unterschiedliche Gesetze, Vorschriften und Verordnungen erlassen.

Das Virus samt seiner Mutanten war auch überall auf der Welt dasselbe ... so konnte in nunmehr zwei Jahren der „Pandemie" hervorragend studiert werden, wie die Bewältigung der Krise in einem menschlichen und menschenwürdigen Sinne hätte laufen müssen.

Die schönsten und ermutigendsten Berichte erreichen mich vom indischen Bundesstaat Uttar Prahdesch **(3 Link S. 57)** *und von verschiedenen afrikanischen und südamerikanischen Urvölkern, die ohne hochgezüchtetes Gesundheitswesen und mit Impfquoten unter 20% ganz hervorragend durch die Krise kamen. Auch Bulgarien beispielsweise hat eine solche Impfquote zwischen 10 und 20% und um die Gesundheit der Bevölkerung steht es hervorragend.*

Demgegenüber hat Deutschland mit seinem wildgewordenen Gesundheitsminister oder Israel, das als „Impfweltmeister" gilt, oder Kanada, wo menschenverachtende

COVID-Restriktionen mit erheblicher behördlicher Gewalt umgesetzt wurden, noch alle Hände voll zu tun mit der „Pandemie". In diesen Ländern (Frankreich auch) gibt es mittlerweile regelmäßige und massive Proteste auf den Straßen. Die Polizei wechselt teilweise die Seiten – entweder auf der Straße oder im Berufsleben. Prominentes Beispiel ist die neue Moderatorin des Österreichischen Senders AUF1 Birgit Puhringer.

Die derzeit beste Lösung für das angerichtete Chaos auf sozialer, wirtschaftlicher und medizinischer Ebene ist der vollständige Rücktritt derer, die in den vergangenen 2 Jahren das Land (auch die Schweiz) ins Chaos gestürzt haben und nun nach Krieg rufen.

Die derzeitigen Strukturen unserer sogenannten Demokratie können jetzt genutzt werden, das Chaos zu beenden, aufzuräumen und die Opfer zu identifizieren, zu versorgen und um Verzeihung zu bitten.

> „Bildung, Wohlstand und Freiheit sind die einzigen Garanten
> für die dauerhafte Gesundheit eines Volkes"
>
> *Rudolf Virchow*

Dieser Satz entspricht zu 100% der Wahrheit. Der Beweis dafür, dass die Impfung kein Garant für die Gesundheit eines Volkes ist, ist erbracht **(4+5 Link S. 57)**.

In diesem Sinne hat auch eine Dienststelle Gesundheit ausschließlich dafür zu sorgen: Bildung, Wohlstand und Freiheit und nicht Desinformation, Lüge, Bedrängung der untergeordneten Ärzte und Freiheitsbeschränkungen!!

Aus diesem Grunde bekräftige ich meine Bewerbung für das Amt des Kantonsarztes und schlage außerdem noch folgende verdiente Ärzte für das Amt vor:
Dr. med. Manuel Albert, Dr. med. Andreas Heisler, Dr. med. Rainer Schlegel, Prof. Dr. Sucharit Bhakdi (und sei es nur beratend), Dr. med. Thomas Binder, Dr. med. Denis Beyer, … auch ein guter Pathologe wäre eine große Unterstützung, ebenfalls ein verdienter Infektiologe wie z.B. Prof. Dr. med. Pietro Vernazza.

Mein Dossier mit Lebenslauf, erworbenen Zeugnissen und Zertifikaten sowie bisherigen Leistungsbeurteilungen kann bei Bedarf bei mir angefordert werden.

Das Buch „CORONA UNMASKED" von Sucharit Bhakdi und seiner Frau Karina Reiss, welches inzwischen auf der Spiegel-Bestseller-Liste auf Platz eins geführt wird, darf dabei als Standardwerk und Grundlage für das weitere Vorgehen in der Pandemie, welche schon stand heute eine Pandemie der Impfschäden ist, gesehen werden. **(Beleg s. Anlage 4+5 Link S. 57 sowie persönliche Erfahrungsberichte befreundeter ärztlicher Kollegen)**

Die Regierung, die offizielle Presse (Blick, NZZ, Luzerner Zeitung, SRF...) und die organisierte Ärzteschaft mit ihren kantonalen und überregionalen Strukturen (FMH usw.) sind hauptverantwortlich für das große Durcheinander und beinahe unfassliche menschliche Leid, welches seit 2 Jahren stufenweise und gegen den Widerstand einer intellektuellen Elite der Bevölkerung kreiert wurde.

Sehr gut dokumentiert wurden die ungeheuerlichen Vorgänge von folgenden Bewegungen und Zusammenschlüssen von Fachleuten:

<u>Doctors for COVID Ethics</u>
https://doctors4covidethics.org

<u>Aletheia-Netzwerk</u>
https://aletheia-scimed.ch

<u>Anwälte für Aufklärung</u>
https://afaev.de
https://afaev.de/news/klageaktion-der-anwaelte-fuer-aufklaerung-mit-beate-bahner/

<u>Die Schweizer Corona Transition</u>
https://corona-transition.org

<u>und äußerst umfangreich und unübertroffen die Stiftung Corona Ausschuss</u>
https://corona-ausschuss.de/

Angesichts des angerichteten Schadens braucht es jetzt nicht nur kluge, weise und mutige Ärzte, sondern ganz offensichtlich auch sehr viele kluge und mutige Pfarrer. Wie soll man sonst all die geschundenen Seelen um Verzeihung bitten?

Der Strafantrag erreicht Sie über die Staatsanwaltschaft Luzern. Verbrechen gegen die Menschlichkeit verjähren nicht. Mein Schreiben erreicht Sie ohne persönlichen Groll. Ich hatte in den vergangenen beiden Jahren eine äußerst bewegte, lehrreiche und ereignisreiche Zeit, die ich nicht missen möchte.

**Der Weg aus der Misere und in ein neues Zeitalter:
Mein 10-Punkte-Programm**

1. *Austausch der unfähigen und offensichtlich von Fremdinteressen gelenkten bisherigen Führungspersonen.*

2. *Wiedereinsetzung einer ehrlichen und wahren Wissenschaft (Bsp. Prof. Bhakdi, Aletheia) und Wiederherstellung der finanziellen und inhaltlichen Pressefreiheit.*

3. Orientierung des öffentlichen Lebens an der Wahrheit und an der göttlichen Ordnung, an den Naturgesetzen und den Menschenrechten.

4. Akzeptanz der Sterblichkeit des Menschen und damit die gesellschaftliche Verabschiedung von scheinbaren Sicherheitskonzepten, welche den Praxistest in den vergangenen zwei Jahren offensichtlich nicht bestanden haben (Maske, Abstand, Impfung).

5. Förderung der Eigenverantwortung der Menschen, Förderung von selbstständigem Denken und freier Meinungsbildung.

6. Nicht die Förderung von Obrigkeitshörigkeit.

7. Abschaffung der Diskriminierung von Geimpften oder Ungeimpften sowohl im öffentlichen Leben wie auch im Berufsleben.

8. Reduktion der öffentlichen Hygienemaßnahmen auf ein gesundes Maß.

9. Einhaltung von Artikel 95 Absatz 2 der Schweizer Bundesverfassung.

10. Rehabilitation aller, die in den vergangenen 2 Jahren aufgrund von Staatsterror, Diffamierung und Verbreitung von Angst und Panik ihre Stelle, ihre Reputation oder ihre Gesundheit verloren haben.

**Hochachtungsvoll,
Dr. med. J.P. Handel**

2.4.5 STRAFANTRAG AN DEN KANTONSARZT HARSTALL, ROGER

siehe Anhang ab Seite 228

2.4.6 BUNDESÄRZTEKAMMER – DEKLARATION VON GENF

siehe Anhang Seite 232 und 233

2.4.2 QUELLEN

ZU: STELLUNGNAHME AN DEN KANTON LUZERN

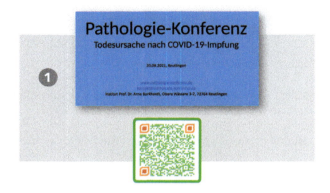

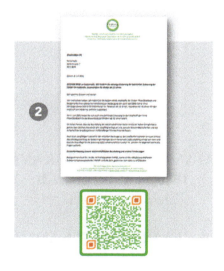

2.4.4 QUELLEN

ZU: STELLUNGNAHME UND REAKTION AUF
DAS SCHREIBEN DER KANTONALEN BEHÖRDE LUZERN

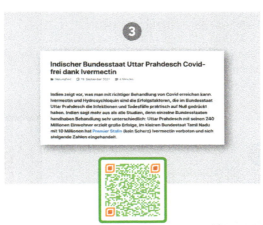

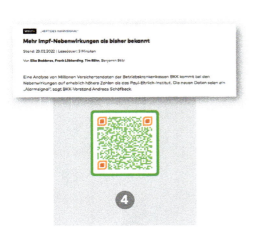

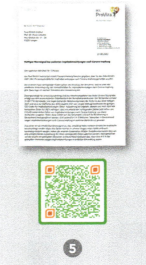

2.5 DIE PANDEMIE DER IMPFSCHÄDEN

Wenn man sich von dem Gedanken befreit, dass eine Impfung eine Schutzwirkung hat, dann kommt man der Wahrheit schon sehr viel näher: mit jedem Pieks wird eine kleine Krankheit beziehungsweise viele kleine Krankheiten in den Körper transportiert. Unser natürliches Immunsystem muss sich dann damit auseinandersetzen. Das gelingt mal besser und mal schlechter, je nach dem körperlichen, geistigen und seelischen Zustand des geimpften Menschen.

Dass die Schutzwirkung einer „Schutzimpfung" ein Mythos, oder genauer genommen ein Werbeversprechen ist, das haben bereits zahlreiche Autoren vor mir ausgiebig belegt und bestätigt. *(Quellen 1,2,3,4,5,6,7,8,9,10)*

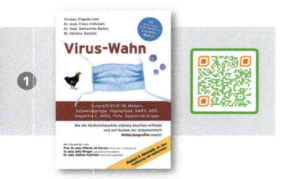

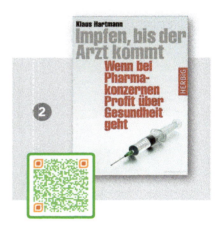

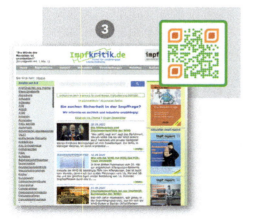

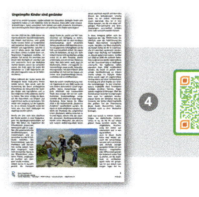

Nebenwirkungen: „Wir sehen eine absolute Risiko-Erhöhung durch die mRNA-Impfung"

So ist am 9.9. ein Artikel der "Berliner Zeitung" überschrieben, in dem ein Interview mit dem Epidemiologen und Sozialmediziner Ulrich Keil zu lesen ist:

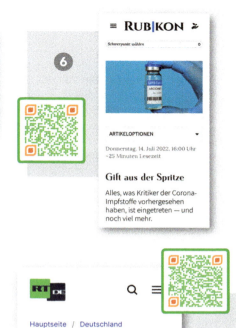

Gift aus der Spritze

Alles, was Kritiker der Corona-Impfstoffe vorhergesehen haben, ist eingetreten — und noch viel mehr.

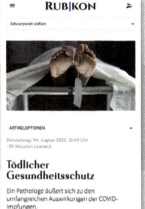

Tödlicher Gesundheitsschutz

Ein Pathologe äußert sich zu den umfangreichen Auswirkungen der COVID-Impfungen.

Folge der Impfung? Drastischer Geburtenrückgang in Deutschland

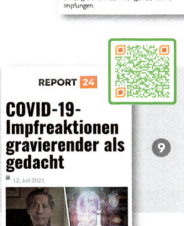

COVID-19-Impfreaktionen gravierender als gedacht

12. Juli 2021

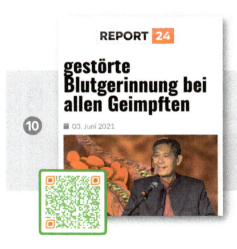

gestörte Blutgerinnung bei allen Geimpften

03. Juni 2021

Wir glauben ja schließlich auch nicht, dass Red Bull wirklich und im wortwörtlichen Sinne „Flügel verleiht"…

Für den wachen Beobachter des Corona-Zeitgeschehens war also ganz klar, dass auf die so genannte Pandemie, die im wesentlichen auf die Ergebnisse von PCR-Tests und auf angstmachende Zeitungsartikel und Fernsehsendungen zurückzuführen war, nun eine Pandemie von Impfschäden folgen muss. *(Quellen 11,12,13,14)*

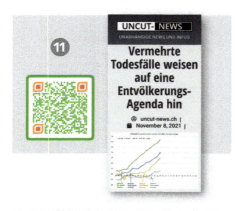
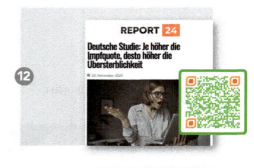
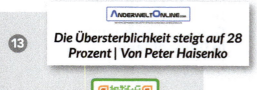
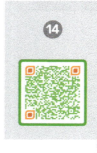
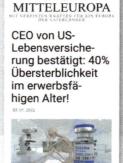
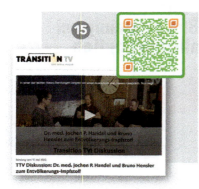

Bei einer Studio-Aufzeichnung von Transition TV habe ich diese Impfung als mehrstufige Biowaffe bezeichnet. Zu diesem Ergebnis bin ich nicht als einziger gekommen. *(15)*

In vielen alternativen Kanälen überschlug man sich dann mit Meldungen, dass ausnahmslos alle Geimpften sterben würden und das in kürzester Zeit. Eine maßlose Übertreibung natürlich, wie sich derzeit zeigt.

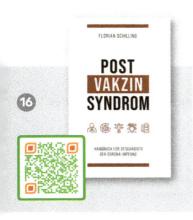

Dass trotzdem die allermeisten Geimpften einen nachweisbaren Schaden durch diesen medizinischen Eingriff davontragen, belegen die Wahrnehmungen sehr feinfühliger Menschen, die Untersuchungen in der Dunkelfeldmikroskopie und die hervorragend ausgearbeiteten laborchemischen Möglichkeiten von Florian Schilling. *(16)*

Es gehört zum Meisterwerk der Verblendung, dass die allermeisten Betroffenen den Zusammenhang zwischen der Injektion und den aufgetretenen Krankheiten nicht erkennen können und auch nicht erkennen wollen.

Heilung im tiefsten Sinne ist erst möglich, wenn diese Verblendung beendet wird, wenn eine Erkenntnis gewonnen wurde oder im schlimmsten Fall ein Wahrheitsschock stattgefunden hat.

Es gehört zu den Möglichkeiten des menschlichen Daseins, einen Irrtum, eine Verblendung mit ins Grab zu nehmen.

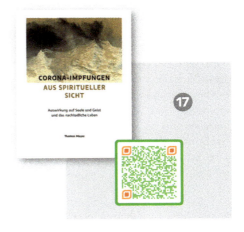

Man kann ja schließlich auch den Streit mit der Verwandtschaft oder sogar den eigenen Kindern mit ins Grab nehmen.

An der Stelle wird es für mich schwierig. Meine Wissenschaft endet hier.

Die überzeugende Arbeit zahlreicher medialer Menschen und die Bücher von Thomas Mayer *(17)* und anderer, so wie der beeindruckende Film „Astral City" weisen jedoch ganz klar darauf hin, dass die Heilungsarbeit auch im nachtodlichen Leben weitergehen kann und muss und dass der Tod selbst ein großer Heiler ist. *(18)*

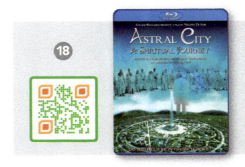

DIE PANDEMIE DER IMPFSCHÄDEN

2.6 AUSWIRKUNG DER RNA-IMPFUNG – GASTKAPITEL VON ROBIN KAISER

Auszug aus einem Text von Robin Kaiser – mit freundlicher Genehmigung des Autors

(…)

Ganz grundsätzlich können wir sagen, dass die Maßnahmen nicht für die sogenannte „Pandemie" gemacht wurden, sondern dass die Pandemie für die Durchsetzung ganz bestimmter Maßnahmen erstellt wurde.

Es ging also nie um die Pandemie, sondern darum, den Zuspruch von sehr vielen Menschen für die Durchsetzung bestimmter Maßnahmen zu erhalten, in denen das Impfen eine zentrale Rolle spielt. Keine Maßnahmen könnten überhaupt von der sogenannten Regierungsebene durchgedrückt werden, wenn der Mensch nicht auf die eine oder andere Weise nach diesen verlangt. Die gesamte Inszenierung wurde ausschließlich dafür in Szene gesetzt, um sich die Legitimation der Menschen einzuholen, bestimmte Agenda-Punkte schneller durchdrücken zu können. Nach wie vor liegt es in unserer Hand, die Maßnahmen in Kauf zu nehmen, die vor dem Hintergrund der Inszenierung gerechtfertigt erscheinen oder das ganze falsche Spiel zu enttarnen. An der Spritze, die uns als die letzte Rettung und Befreiung aus diesem Theater verkauft wird, scheiden sich jetzt schon die Geister und kein anderes Thema spaltet Freundschaften oder Familien so stark in die Lager der Impfgegner und Impfbefürworter.

(…)

Entweder spüren die Menschen, dass etwas faul an dem ist, was uns medial vorgespielt wird, oder nicht. Wenn sich Menschen aus dem Freundeskreis oder der Familie impfen lassen wollen, dann kommt es auf die persönliche Gesprächsebene und die Herzverbindung an, da die Verstandesebene extra dafür gemacht wurde, um uns zu trennen.

(…)

Bei Menschen, die alles gut und richtig machen wollen und ein starkes Über-Ich besitzen, greift der mediale brain-wash fast genau so gut, wie bei Menschen, die in Angst sind.

(…)

Doch kommen wir noch einmal darauf zurück, was die Impfung im physischen, wie im energetischen Bereich bewirkt und was im eigentlichen Sinne vorbereitet wird. Die Impfung hinterlässt einen Imprint, eine Markierung in der Schwingungsignatur des Energiekörpers, die man über mehrere Inkarnationen hinweg verfolgen kann.

Sie setzt ein Brandzeichen für einen ganz bestimmten geistseelischen Entwicklungsweg und genauer gesagt handelt es sich nicht um eine Impfung, sondern eine systematische Gentherapie, um eine biologisch-digitale Schnittstelle im Menschen zu erschaffen.

Wir sind als Menschen an einem Scheideweg der Entwicklung angekommen und die Entwicklungsrichtung wird unter anderem durch die Impfmarkierung festgelegt.

Es ging nie um Geld, das die Pharmaindustrie dabei verdient, auch geht es nur am Rande um das Ziel der Bevölkerungsreduktion, sondern es geht letztendlich darum, Seelen über mehrere Inkarnationen hinweg für einen digitalen Entwicklungsweg zu gewinnen.

Die Impfung zersetzt das energetische Innenleben und schreibt die RNA-Codierungen so um, dass man sie nach einiger Zeit auf digitale Siliziumstrukturen aufspielen kann. **Das gefühlsbetonte Innenleben stirbt ab und dieser innere Zersetzungsprozess ist wesentlich weitreichender und verheerender, als es das Sterben des physischen Körpers ist.**

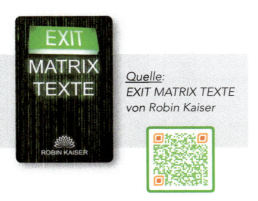

Quelle:
EXIT MATRIX TEXTE
von Robin Kaiser

3

HEILUNG FUNKTIONIERT – WIE GESUND WILLST DU SEIN?

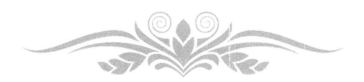

„Die Geimpften helfen uns", wurde mir vor kurzem beiläufig erzählt. Zu Beginn habe ich diese Sichtweise nicht so ganz verstanden, aber es steht für mich fest, dass die immense Zahl der Impfschäden uns herausfordern und Medizin und Heilkunde revolutionieren werden – dazu leistet dieses Buch auch seinen Beitrag.

Eine körperliche Krankheit, Beschwerden auf körperlicher oder psychischer Ebene drängen den Menschen dazu, eine Lösung zu finden, um wieder unbeschwert zu werden. Viele viele Wege dazu sind im Laufe der Zeit gefunden worden und von der Gesellschaft wieder vergessen worden. Die Schulmedizin, die Politik und Big Pharma haben diese Tatsache ausgenützt, nach Kräften gefördert und so ein hervorragendes Geschäftsmodell etabliert, welches im Kern jedoch immer das Geschäft mit der Angst, mit der Unwissenheit und mit der Krankheit ist. Ein dreckiges Geschäft, dessen einziger Vorteil ist, dass es mehr Leid kreiert. Mehr Leid ist natürlich nur insofern ein Vorteil, da dieses Leid mehr und mehr Menschen dazu zwingt, „aufzuwachen", sich zu bewegen und Lösungen für ihre unbefriedigende Situation zu finden. Leid ermuntert sehr zum Lernen.

Leider hat die westliche Gesellschaft und die „Gesundheits-" und Versicherungsindustrie auch ganz vorzügliche Wege gefunden, den Menschen, also den Patienten und ihren langjährigen Kunden die Krankheit so angenehm wie möglich zu machen. Das bedeutet, der sogenannte sekundäre Krankheitsgewinn wird massiv unterstützt.

Mancher entscheidet sich eben für ein Leben in Krankheit, wenn das doch so bequem ist und die hübsche Pflegeschwester sogar drei Mal am Tag kommt, das Essen bringt, die Hand hält und noch das Bett aufschüttelt.

Die Konfrontation mit der nüchternen westlichen Gesellschaft, in der es fast keinen Familienzusammenhalt mehr gibt und die Gastfreundschaft durch die Komfortzone, die Ängste und die Neurosen der Nachbarn begrenzt wird, ist jedenfalls bei weitem unangenehmer. Wie glücklich also der, der eine chronische Krankheit vorweisen kann, welche die Versicherung mit Hilfe des Hausarztsystems klaglos anerkennt.

Wer sich aber für ein Leben in Gesundheit, Freiheit und Selbstständigkeit entscheidet, für den gibt es nicht nur eine goldene Brücke, auf der er gehen kann. Er wird Weggefährten finden, viele Helfer, ein paar Engel und jede Menge Wunder!

Außer den mir bereits bekannten Wegen zu Unbeschwertheit und großer Gesundheit (Dr. Norman Walker – Auch Sie können wieder jünger werden; Galina Schatalova – Wir fressen uns zu Tode; Nobuo Shioya – Der Jungbrunnen des Dr. Shioya I „Hundert Jahre lang leben, ohne senil oder krank zu sein das ist unsere Bestimmung", sagt der japanische Arzt und Weisheitslehrer Dr. Nobuo Shioya, der selbst über 100 Jahre alt ist – und etlichen Videos des noch lebenden indischen Mystikers Jagadish „Jaggi" Vasudev alias Sadhguru), sind mir im vergangenen Jahr noch besonders Ann Wigmore („Why suffer") und Emil Coué („Die Selbstbemeisterung durch bewusste Autosuggestion") aufgefallen. Außerdem wurde mir von einer großen Lehrerin der Heilkunde das Werk von Pater Häberle nahegelegt (https://www.paterthomashaeberle.ch) – ebenfalls eine umfassende und wirksame Heilkunde.

Wir sehen: Die Wege der Heilkunde sind zahlreich und wirksam. Die Schulmedizin hat ausgedient. Die Medizin als reine Wissenschaft kann und soll bleiben.

Für Arztpraxen und Spitäler, die den Weg in die Neue Zeit mitgehen wollen, gibt es viele erfolgversprechende und erfüllende Möglichkeiten, dies zu tun. Folgende Grundpfeiler sind aus meiner Sicht zu beachten. Ich nenne sie das RESCUE-Konzept:

GRUNDPFEILER DER HEILUNG

Grundprinzip der Heilkunde ist die Lebensfreude!
1. *Das Genfer Gelöbnis ist unbedingt zu befolgen für Ärzte, aber auch für andere Therapeuten und Heilkundige*
2. *Medizin bzw. Pharmakologie so lange wie unbedingt nötig (3 Tage, 3 Wochen, 3 Monate) – aber nicht länger.*
3. *Immer heilkundliche Wege anbieten, die den Patienten gesünder machen und nicht abhängig von Medikamenten oder Apparaten*
4. *Selbstermächtigung und Selbstverantwortung als oberstes Ziel für die neue Zeit*
5. *Größtes Misstrauen gegenüber den bezahlten Studien der Pharmaindustrie. Wer einmal lügt, dem glaubt man nicht.*
6. *Arbeit auf Augenhöhe mit den Patienten – wer heilt hat Recht*
7. *Aufarbeitung und Wertschätzung der heilkundlichen Lebenswerke (oft Einzelleistungen) des vergangenen Jahrhunderts (Semmelweiseffekt).*
8. *…*

> „Wenn die Seele bereit ist, sind es die Dinge auch."
>
> *W. Shakespeare*

Also frage deine Seele: „Will ich wirklich ganz gesund sein, kreativ, lebensfroh und leistungsfähig oder möchte ich gerne noch ein wenig in Krankheit und Leid verweilen?"

Wenn man gegen eine Krankheit vorgehen will, muss es nicht immer ein Kampf sein. Jedoch bedarf es einer gewissen Anstrengung und Fähigkeit zur Einsicht, wenn man von einer schweren Krankheit wieder ganz gesunden möchte. Nicht immer muss diese Anstrengung bewusst erfolgen. Die Entscheidung jedoch muss bewusst getroffen werden, da ansonsten sehr viele unbewusste Mechanismen einen wieder zurück in die bekannten Gefielde von Leid und Krankheit führen werden.

Bis zur Pubertät sind die meisten Menschen natürlicherweise sehr gesund. Das meiste heilt von alleine, beziehungsweise mit viel elterlicher Liebe und Zuwendung. Mit zunehmendem Alter muss der Körper jedoch in der Regel immer mehr und tatkräftiger unterstützt werden, wenn man nicht möchte, dass sich chronische Krankheiten einschleichen.

Guter Schlaf, gutes Essen, frische Luft und körperliche Bewegung sind die wichtigsten Heiler. Ein Cortisonstoß, Vitamin C und Strophanthin können lebensrettend sein. Wasserstoffperoxid, die B-Vitamine und Vitamin D können dem Patienten helfen, wieder völlig gesund zu werden.

Sex, die körperliche Liebe, ist auch ein wichtiger Heiler. Barry Long war ein bekannter Lehrer auf diesem Gebiet. Nach seinen Aussagen ist die verloren gegangene Kunst der körperlichen Liebe das größte Unglück überhaupt für die Menschheit. Ich empfehle alle seine Bücher.

Für manche traumatisierte Menschen ist Sex zu grob. Sie können diese intensiven Reize und die emotionale und körperliche Verschmelzung mit einem anderen Menschen nicht ertragen, nicht bewältigen. Für solche Menschen sind sanfte Berührungen und Kuscheln zu empfehlen.

Dass sanfte Berührungen, Kuscheln und Umarmungen ein wichtiges Heilmittel auch für gänzlich untraumatisierte Menschen ist, muss an dieser Stelle auch noch erwähnt werden. Für Kinder ist die körperliche Berührung noch lebensnotwendig – für Erwachsene spendet sie neuen Lebensmut und frische (Heil)Kraft. Über die Heilkraft der Berührung sind zum Glück schon sehr viele Bücher geschrieben worden. Vielleicht initiieren Sie mal einen Kuschelabend im Freundeskreis?

Ich bin kein guter Kräuter- oder Pflanzenheilkundler, habe aber festgestellt, dass Kamillentee oder ein Quarkwickel bei der richtigen Indikation unübertroffen wirken können. Zwiebeln wirken immer wieder unglaublich gut bei viralen Infekten und ein wirklich modernes und funktionsfähiges Spital müsste eigentlich nach Wald riechen, nach Kiefernnadeln, Eucalyptus und Weihrauch und nicht nach industriellen Desinfektionsmitteln, Schweiß und menschlichen Exkrementen.

Die „Segnungen" der Industrie bei viralen Erkrankungen kann man getrost vergessen. Acyclovir, Remdesivir, Azidothymidin (AZT) und all die vielen anderen Chemotherapeutika führen immer wieder dazu, dass der Patient an der Behandlung leidet und nicht an der Krankheit. Meiner Erfahrung nach kann keines dieser Mittel mit einer entsprechenden Dosis Vitamin C konkurrieren.

Antibiotika hingegen können durchaus lebensrettend sein. Der Einsatz ist einem verantwortungsvollen Arzt überlassen.

SAUERSTOFF ALS HEILMITTEL

Unsere Atmosphäre enthält derzeit 21% Sauerstoff. Für milder erkrankte Patienten genügt schon ein Waldspaziergang von 2 Stunden Dauer, um sich deutlich besser zu fühlen. Die Wälder unserer Erde gehören zu den größten Heilern, genauso wie die Meere.

Wer gesundheitlich nicht oder noch nicht in der Lage ist zu einem Waldspaziergang, für den gibt es einige gute Möglichkeiten, mehr Sauerstoff in die Adern zu pumpen.

- *Tiefe Atmung, wie es die Yogis dieser Welt vormachen und praktizieren. Besonders hervorzuheben ist die Atemtechnik nach Dr. N Shioya.*
- *Spaziergänge im Garten, am Fluss, am Meer oder in den Bergen – einfach nur an der frischen Luft. Ein einfachen Spaziergang früh am Morgen oder am Abend nach dem Tagwerk kann aus gesundheitlicher Sicht kleine Wunder bewirken und wer weiß – vielleicht trifft man ja noch einen lieben Bekannten.*
- *Wasserstoffperoxid, Sauerstoff-Ozon-Behandlung oder auch die direkte Gabe von medizinischem Sauerstoff über die Nase – diese Methoden gehören dann in die Hände eines erfahrenen Arztes oder Heilpraktikers.*
- *Die besondere Option – der Joker – ist bereits seit 2012 CDL (Chlordioxid-Lösung). Meines Wissens derzeit der einzige Stoff, der sogar in Vitro die rasche und vollständige Regeneration von Erythrozyten durch Sauerstoffzufuhr belegen kann.*

Wenn ein Mensch körperlich ganz gesund geworden ist, dann hat er im Prinzip zwei Möglichkeiten: Bäume ausreißen oder Bäume pflanzen – welche Entscheidung möchtest du?

Wer sich für „Bäume pflanzen" entscheidet,
wird früher oder später
einen mehr oder weniger spirituellen Weg gehen.
Der Weg der Zerstörung führt in den Tod.
Der Weg der Freude und der Kreativität
führt zur Erleuchtung.

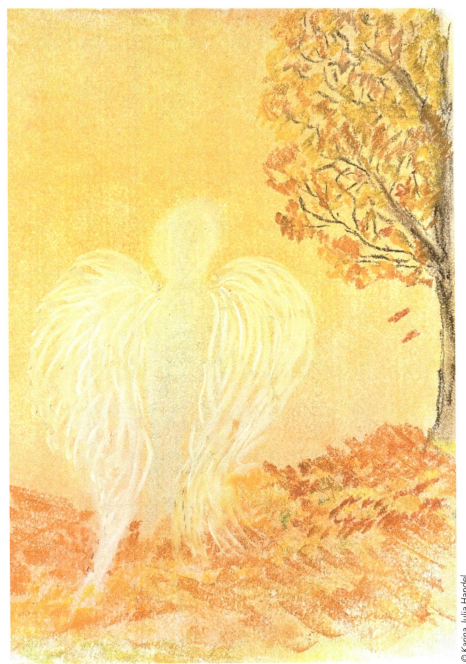

3.1 KÖRPERLICHE HEILUNG UND IHRE GRENZEN

Manche Krankheiten heilt nur der Tod. In der sogenannten Schulmedizin gibt es eine Fülle von unheilbaren Krankheiten. Arthrose, Diabetes, Bluthochdruck, Multiple Sklerose und vieles mehr ist dort nicht heilbar und muss lebenslang behandelt werden. Dies ist Teil des Geschäftsmodells. Der Kunde, der lebenslang und regelmäßig in die Praxis und die Sprechstunde kommen muss, ist der beste Kunde.

In der Heilkunde gibt es keine unheilbaren Krankheiten. Es gibt allerdings den unheilbaren Patienten und es gibt Krankheiten, die nur noch der Tod heilt.

Wenn das Leben voller Angst, voller Schmerzen und voller Gebrechen ist, die nicht mehr verschwinden mögen, dann sollte ein leichter Tod mit Hilfe der modernen Medizin gestattet werden.

OSHO (Bhagwan Shree Rajnesh) schlug vor, dass ab dem 75. Lebensjahr jeder, der es möchte, diese Chance bekommen sollte. Einzige Bedingung: er solle zuvor 4 Wochen intensiv meditieren. Wenn er nach diesen 4 Wochen immer noch den Wunsch habe, zu sterben, dann soll ihm das gewährt werden.

Die Schweiz ist das einzige Land in der ganzen Welt, in dem man legal und in Übereinstimmung mit dem Gesetz in Ruhe sterben darf. Man darf sich beim Sterben helfen lassen. Alleine das gibt den Menschen hier eine gewisse Sicherheit und Stärke.

Wo der Tod gesetzlich verboten ist, dort zwingt man die Menschen noch im hohen Alter zu entsetzlichen Grausamkeiten. Einer meiner Patienten in Sachsen hatte sich noch mit 82 Jahren das Leben genommen. Es war ein freundlicher älterer Herr, der mit der Diagnose Magenkrebs solche Schwierigkeiten hatte, dass er sich in der Scheune aufgehangen hat. Zurück blieben Ehefrau und Kinder.

Wie verzweifelt muss man sein? Und wie leicht wäre es für den Gesetzgeber, hier eine Abhilfe zu schaffen…

Durch die 2 oder 3 Corona-Impfungen, die sich sehr viele Menschen haben geben lassen, werden wir eine Fülle von Patienten haben, die nicht mehr die Kraft haben, durch intensive Heilungsprozesse durchzugehen. Ihnen sollte auch ein schmerzfreier Tod gewährt werden. Die Altersgrenze sollte fallen – einzig die 4 Wochen intensiver Meditation sollten meiner Ansicht nach beibehalten werden.

Wer zum Beispiel 30 Jahre als ist und nach der 2. oder 3. Impfung ein Leben voller (Nerven-)schmerzen führen muss, dem sollen zunächst alle Heilmethoden gewährt werden. Hochdosiertes Cannabis bei Nervenschmerzen wäre hier meine erste Wahl. Vitamin C in hoher Dosierung und B-Vitamine zur Nervenstärkung ebenfalls.

Wenn der Patient dann irgendwann trotz Cannabis und/oder Morphinen sein Leben als unerträglich empfindet, der sollte er auch gehen dürfen, ohne dass ihm oder seinem Arzt dabei unangemessene bürokratische Hürden in den Weg gestellt werden.

Der Tod als Heilmittel sollte immer die letzte Option sein. Weil er aber stets und seit Jahrzehnten so tabuisiert wird, deshalb habe ich ihn als erstes hier angeführt.

Es gibt keine unheilbaren Krankheiten – seien Sie kein unheilbarer Patient.

Die einfachsten Heilmethoden bei körperlichen Beschwerden jeglicher Art möchte ich hier im Folgenden vorstellen:

VITAMIN-C-HOCHDOSIS-INFUSION

Der Impfschaden durch die Corona-Impfung, die eher eine Biowaffe ist, als eine wirkliche Impfung, verschwindet sogar in vielen Fällen einfach von selbst. Das Immunsystem vieler Menschen ist stark genug, um diesen „Shot" zu verkraften. Und sogar 2 oder 3 Mal.

Was liegt also näher, als das körpereigene Immunsystem maximal in seiner Leistungsfähigkeit zu unterstützen?

10 Infusionen mit je 15 Gramm Ascorbinsäure sind ein hervorragendes Mittel dazu. Diese Kur sollte 2-3 Mal wiederholt werden, bis irgendwann die Möglichkeiten der Hochdosis-Therapie ausgeschöpft sind.

Bei der ersten Infusion sollten sicherheitshalber nur 7,5 Gramm gegeben werden, da eine heftige Immun- oder Entgiftungsreaktion nicht auszuschließen ist.

Die Gabe von Vitamin C gehört zur sogenannten Orthomolekularen Medizin. Also die Medizin, die nicht mit Giften (engl. Drugs, also Arzneimitteln) arbeitet, sondern mit körpereigenen Substanzen oder solchen, die für den Körper auf lange Sicht unverzichtbar sind.

Zum Behandlungsprotokoll bei Impfschäden gehören außer dem Vitamin C auch noch die Spurenelemente Zink und Selen, das Vitamin D, Gluthation und manch' anderer Stoff, wie es in meinem Behandlungsprotokoll in Kapitel 7 nachzulesen ist. Vitamin C in hoher Dosierung ist und bleibt aber das Wichtigste von ihnen.

FASTEN

Das Fasten ist das beste und heiligste Heilmittel aller antiken Ärzte gewesen. Fasten bedeutet im Wesentlichen, nichts zu essen aber statt dessen viel zu trinken.

Auch heute noch hilft es hervorragend bei den unterschiedlichsten angeblich unheilbaren Krankheiten. Der Fastenpionier Dr. Otto Buchinger heilte sein eigenes Rheuma, bei dem die Medizin kein gutes Mittel für ihn zur Verfügung hatte, mit einer Fastenkur von 7 Tagen und einer weitere von 21 Tagen.

Wir haben beim Fasten inzwischen eine Vielzahl von wissenschaftlichen Studien und neueste universitäre Forschung sowie ein fast unermessliches Erfahrungswissen zur Verfügung. Praktisch jeder Patient kann fasten und jeder Arzt kann ein Fastenarzt werden.

Auch der Patient, der vor lauter Kummer und Pein nur noch sterben möchte, sollte zuvor zumindest eine Fastenkur von 7 Tagen unternehmen. Intensive Darmreinigung ist dabei auch wichtig und es wird sich zeigen, dass sehr viele trübe Gedanken, jede Menge Kummer und große Schmerzen einfach verschwinden nach wenigen Tagen ohne feste Nahrung.

Vertiefende Literatur zu diesem Thema bietet zum Beispiel:
- Otto Buchinger „Das Heilfasten und seine Hilfsmethoden als biologischer Weg"; erschienen mittlerweile in der 26. Auflage im Haug-Verlag
- Hellmut Lützner „Wie neugeboren durch Fasten"; GU Ratgeber
- Verschiedene Titel von Rüdiger Dahlke, der sich nicht nur in der Psychosomatik, sondern auch beim Fasten einen guten Namen gemacht hat.

YOGA

Ich selbst bin kein guter Sportler, kein großer Yogi und die meisten von ihnen würden mich wahrscheinlich nur müde belächeln, wenn sie meine diesbezüglichen Anstrengungen abends vor dem Fernseher sehen könnten. Trotzdem: Die Heilwirkungen der fernöstlichen Methoden erscheinen mir unbestritten und besonders beeindruckend fand ich eine Geschichte, die ich am Rande eine Yoga-Festivals in Sachsen erfahren hatte.

Der gut aussehende und groß gewachsene Yoga-Lehrer mit dem langen schwarzen Haar und dem wallenden Bart erklärte, dass er noch vor 7 Jahren ein unglücklicher Verkäufer war, der auf MS diagnostiziert war. Ein kurzes, trauriges Leben im Rollstuhl war ihm prophezeit.

Er veränderte seine Ernährung, verzichtete völlig auf Fleisch, lernte Yoga, wurde schließlich Yoga-Lehrer und ... siehe da: in den vergangenen 5 Jahren habe er keinen MS-Schub mehr gehabt. Vom Rollstuhl war er meilenweit entfernt.

Yoga und Fleischverzicht haben geholfen, eine angeblich unheilbare Krankheit zu überwinden. Dieser Mann war ganz sicher kein unheilbarer Patient – er strahlte vor Gesundheit und Lebensfreude, hatte eine tolle Frau und ein gesundes kleines Baby, als ich ihn das letzte Mal sah. Fazit: lernen Sie die Heilkräfte des Yoga kennen, egal ob mit oder ohne Impfschaden!!!

STROPHANTHIN

Erst im August 2021 hatte ich einen älteren Herrn in der Sprechstunde, welcher mich wegen einer Schulterproblematik aufsuchte. Sind sie geimpft, fragte ich beiläufig. Ja, schon im Januar und Februar diesen Jahres. Darf ich ein paar Laborwerte bestimmen? Er bejahte.

Das beeindruckende Ergebnis: eine Panzytopenie Das bedeutet alle drei Blutlinien (rote Blutkörperchen, weiße Blutkörperchen und die Blutplättchen) waren drastisch verringert und das D-Dimer war um das 10-fache erhöht. Nach meinem Verständnis muss das Herz also bei diesem Patienten seit 6 Monaten gegen einen erhöhten Gefäßwiderstand anpumpen, da es ständig zu (offenbar unerkannten und auch symptomlosen) Thrombosierungen kam. Die Thrombosierungen haben zu einem Verbrauch an roten Blutkörperchen und Blutplättchen (Thrombozyten) geführt und das Herz ist gewiss erschöpft bei so einer Anstrengung über so lange Zeit. Strophanthin gibt dem Herzen seine Kraft zurück und verbessert zudem die Fließeigenschaften des Blutes.

Was Strophanthin noch alles einzigartiges bewirken kann, lesen Sie am besten in einem der folgenden Bücher:
- *Rolf J. Petry „Strophanthin – die Lösung des Herzinfarkt-Problems"; Verlag Florilegium*
- *Dr. Knut Sroka „Herzinfarkt – Alternativen zu Bypass, Stent und Herzkatheter. Was tun bei Herz-Kreislauf-Erkrankungen?"; Verlag VAK*
- *Dr. Hauke Fürstenwerth „Strophanthin – die wahre Geschichte"; Verlag BoD*

Lassen Sie sich bei den Buchtiteln nicht davon täuschen, dass es vordergründig um das Herzinfarkt-Problem geht. Die häufigsten Nebenwirkungen der Corona-Impfungen waren bis jetzt der plötzliche Herztod nach Wochen oder Monaten nach der Impfung oder die Myokarditis.

Jeder, der einen Impfschaden bei sich zu beklagen hat, sollte unterstützend Strophanthin einnehmen, um ihn zu überwinden.

WEITERE HEILMETHODEN

Jeder der im Folgenden genannten Heilungswege verdient besondere Beachtung. Um dieses Buch überhaupt noch rechtzeitig herausbringen zu können, verzichte ich auf eine detaillierte Schilderung der einzelnen Methoden und nenne jeweils nur kurz die Schöpfer der jeweiligen Methode. Hinter allen genannten Methoden steckt jeweils das ganze Lebenswerk, eine gesamte Lebensleistung des jeweiligen Erfinders:

- **Nobuo Shioya** *„Der Jungbrunnen des Dr. Shioya"; KOHA-Verlag. Eine Atemtechnik zusammen mit dem bewussten Einsatz der schöpferischen Kraft der Gedanken*
- *Das Budwig Protokoll. Frau* **Dr. Johanna Budwig** *wurde vor allem bekannt wegen ihren Heilmethoden bei Krebs. Wenn es gelingt, mit einer bestimmten Ernährungsform und verschiedenen Behandlungsmethoden Krebs zu besiegen, warum dann nicht auch einen schweren Impfschaden? Unterstützend und auf lange Sicht könnte es unbedingt hilfreich sein. Erfahrungswerte liegen mir derzeit aber leider noch nicht vor.*
- *Ähnliches gilt für das Gerson Protokoll.* **Dr. Max Gerson** *heilte mit seinen Methoden, die hauptsächlich auf frisch gepressten Säften und Kaffee-Einläufen zur Entgiftung beruhen, sehr viele sogenannte unheilbare Krankheiten. Bei einem Impfschaden sollten man seine Erkenntnisse nicht ignorieren.*
- *Lange bevor Dr. Gerson und Dr. Budwig die Bedeutung der Ernährung und der frisch gepressten Säfte erkannten, tüftelte* **Dr. Norman W. Walker** *an den ersten mechanischen Saftpressen und publizierte seine Gesundheitslehren. Alle seine Bücher sind ein wichtiger Grundstein für all jene, die auf natürliche Weise gesund bleiben und gesund werden möchten.*

HUMOR

Der Humor – Sinn für Witz, Satire, Ironie und tiefe Heiterkeit – sind menschliche Qualitäten, die offensichtlich ähnlich wie der Mut weitgehend verloren gegangen sind in unserer modernen Zeit.

Jemand der lacht (und wenn es noch ein Arzt ist) wird sofort als unseriös empfunden. Nicht ernsthaft und deshalb nicht vertrauenswürdig. Welch' ein fataler Irrtum. Ernsthaftigkeit ist im Übermaß praktiziert eine eigene Krankheit. Ein ausschließlich ernsthafter, also „seriöser" Mensch (von serious = ernst) hat nicht viel vom Leben. Er ist trocken, leblos und im menschlichen Sinne sehr eingeschränkt.

Humor ist sozusagen die Feuchtigkeit darin. Das Wasser des Lebens und der Lebensfreude.

Selbst das schlimmste Schicksal kann der Mensch mit Humor nehmen, wenn er bereit ist, über seinen Schatten zu springen und gelegentlich zu lachen.

Wer noch einen Witz versteht, wer noch ein wenig Heiterkeit in sich verspürt, für den besteht Hoffnung auf dieser Erde.

NOCH EINE ANMERKUNG ZU DEN GENEN

Immer wieder höre ich von Impfkritikern den Satz: eine mRNA-Impfung sei ein Eingriff in die Gene und dies könne nicht wieder rückgängig gemacht werden. Sicher ist eine mRNA-Injektion ein hochtechnologischer Eingriff in unser Genom. Jedoch weiß jeder, der sich ein wenig mit der Epigenetik beschäftig hat, dass unsere Gedanken und Verhaltensweisen ebenfalls unser Genom beeinflussen. Und das in jeder Sekunde unseres Lebens.

Am schönstens und anschaulichsten hat dies Bruce Lipton erforscht und publiziert in seinem Bestseller „Intelligente Zellen".

Auch der Eingriff durch eine mRNA-Injektion in den Körper ist nicht endgültig. Er ist veränderlich und die stärkste Macht in diesem Veränderungsprozess sind unsere eigenen Gedanken und eine bewusste menschliche Entscheidung.

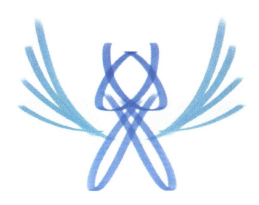

3.2 EMOTIONALE HEILUNG

Direkte Schädigungen des Emotionalkörpers des Menschen durch den Corona-Impfstoff sind mir persönlich bislang nicht bekannt. Psychische Traumata durch die Impfung wären aber vorstellbar, sofern Menschen und vor allem Kinder und Jugendliche gegen ihren Willen geimpft werden. Falls sie also zur Impfung gezwungen werden.

Emotionale Störungen habe ich bei frisch Geimpften jedoch mehrfach wahrgenommen. Es schien mir so, als ob sie für eine Zeit aus ihrem inneren Gleichgewicht herausgerissen wären und dieses dann in den Tagen und Wochen nach der Impfung wieder zurückerlangen müssten.

Die Emotionen spielen leider bei unserer westlichen Lebensweise eine untergeordnete Rolle. Sie sind bei jedem Menschen vorhanden, werden aber nicht in der Öffentlichkeit und oft nicht mal im Kreis der Familie und der Freunde besprochen. Üblicherweise werden in unserem Kulturkreis die Emotionen durch Ablenkung, Alkohol, Zigaretten, Kaffee, Schokolade, Zucker oder andere Nahrungsmittel unterdrückt. Man kann sogar durch Nicht-essen seine Emotionen unterdrücken und kontrollieren, wie wir von den zahlreichen magersüchtigen Menschen wissen.

Emotionale Heilung kann aus meiner Sicht dann und in dem Maße stattfinden, in dem man in der Lage ist, sich seinen Emotionen zu stellen und sie auszuhalten. Emotionen wie Glück, Freude, Wut, Ärger, Zorn, Angst und Trauer. Angst nimmt eine gewisse Sonderstellung ein. Erstaunlich viele Menschen verleugnen total ihre Ängste und behaupten, sie hätten keine Angst. Dann geschieht irgend etwas Unvorhergesehenes (z.B. der Nachbar nießt in sein Taschentuch) und schon sind die Augen sooooo gross und das Herz rast.

Ein Satz aus der Heilkunde lautet: Unterdrückte Lebensenergie wird zu Wut, unterdrückte Wut wird zu Trauer und unterdrückte Trauer wird zu Depression. Wer sich also in der Depression wiederfindet, muss alleine oder mithilfe eines Therapeuten zurück durch die Schichten von unterdrückter Trauer und Wut, bis er seine Lebendigkeit und Lebensfreude wiederentdeckt. Vollständige Heilung ist erst dann möglich, wenn die Emotionen frei fließen können und geklärt sind. Die besten Methoden, um das zu erreichen, sind meiner Erfahrung nach die folgenden:

Dynamische Meditation von OSHO:

Diese Technik wird am besten in der Gruppe durchgeführt und unter Anleitung eines Meditationslehrers. Durch chaotisches Atmen und durch Katharsis werden alle unterdrücken Emotionen und Gefühle aus dem Inneren hervorgeholt und ausgedrückt.

Wenn eine ganze Gruppe von Menschen dies macht, kann es sehr laut und intensiv werden. Ein abgelegener Ort oder ein schallgeschützter Meditationsraum sind von Vorteil.

Mystic Rose von OSHO:

Bei dieser Technik wird eine Zeitlang (mindestens 20 Minuten, bis zu einer Stunde) gelacht. Ohne Grund und einfach auf Anweisung des Meditationsleiters wird gelacht, wie es aus dem Inneren herauskommt. Wenn dieser Abschnitt der Meditation vorbei ist, dann wird in der nächsten Phase (ebenfalls 20 Minuten bis zu einer Stunde) hemmungslos geweint. Abschließend werden die Erlebnisse des Lachens und des Weinens in der Stille verarbeitet. Die ganze Methode der Mystic Rose dauert also je nach Intensität zwischen einer Stunde bis maximal drei Stunden.

Beide Methoden führen dazu, dass durch das Freisetzen der unterdrückten Emotionen auch viel unterdrückte Lebensenergie wieder freigesetzt wird. Der Mensch wird freier und lebendiger.

Rein körperlich ist die Leber das Organ, welches unsere Emotionen speichern kann. Zumindest wird das im Volksmund so gesehen, wenn einem eine Laus über die Leber läuft oder wenn einem die Galle überkocht. Dass auch eine Lebereinigung einen von angestauten negativen Emotionen befreien kann, habe ich am eigenen Leib erfahren und ich war höchst überrascht darüber. Damit hätte ich sicher nicht gerechnet, dass eine rein körperorientierte Methode dazu imstande ist.

Die Methode, die ich selbst mehrfach schon in meinem Leben durchgeführt habe und die mir sehr viel Gesundheit zurückgebracht hat, lautet: Andreas Moritz, „Die wundersame Leber- und Gallenblasenreinigung".

Es handelt sich dabei um ein antikes Verfahren, welches durch Andreas Moritz in die Neuzeit gebracht und perfektioniert wurde. Es existieren auf dem Markt noch einige weitere Methoden der Lebereinigung, auf die ich mangels persönlicher Erfahrung aber nicht eingehen möchte.

GASTBEITRAG EMOTIONALE HEILUNG: KARINA HANDEL

Das Thema emotionale Heilung ist kein einfaches Thema. Was bedeutet es eigentlich und woher soll man wissen, ob man eine emotionale Heilung benötigt? Und wie kann es gelingen, wenn jeder Mensch eine individuelle Geschichte und andere Verletzungen mitbringt? Benötige ich vielleicht keine emotionale Heilung, wenn ich in meinem Job erfolgreich bin und ich mein Leben durch die Karriere als erfüllt empfinde?

All diese Fragen kommen einem bei diesem Thema, weil es gar nicht einfach zu definieren ist, wann emotionale Heilung notwendig ist.

In der Schulmedizin wurden sehr viele psychische und psychosomatische Krankheiten systematisch erforscht. Ob Schizophrenie, Borderline oder Essstörungen – alle diese Krankheiten werden unter dem Aspekt einer Störung klassifiziert und das bedeutet, dass der Fokus auf einem Fehlverhalten im Verhältnis zu allgemein anerkannten und akzeptierten gesellschaftlichen Normen und Regeln liegt.

Dieser Ansatz verursacht, dass der Kranke durch sein „abnormes" Verhalten schon verbal aus der Gesellschaft ausgegrenzt wird.

Bei emotionaler Heilung geht es mir aber nicht um die psychischen Erkrankungen. Emotionale Heilung betrifft jeden, der aus seinen unerwünschten Verhaltensmustern ausbrechen möchte und zu einer Veränderung bereit ist.

1. Achtsamkeit und Akzeptanz als Ausgangspunkt für die Heilung

Als ich mich 2017 bei einem HAKOMI-Workshop angemeldet habe, war mir das gar nicht klar, was die achtsamkeitszentrierte körperorientierte Psychotherapie anbietet. Unter den Teilnehmern gab es viele Therapeuten, sogar Assistenzärzte aus psychiatrischen Kliniken, die eine Ergänzung zu ihrer Arbeit gesucht haben.

Der HAKOMI-Therapeut, freundlich und bescheiden, gab uns nach und nach leichte Körperübungen zum Ausprobieren. Er agierte eher aus dem Hintergrund und gab jedem sehr viel Raum zum Erleben. Seine sanfte und akzeptierende Art gab jedem von uns ein Gefühl der Geborgenheit. Und so waren alle schon am ersten Tag sehr entspannt und offen.

Der zweite Tag war daher eine Überraschung. Nach einer kurzen Aufwärmphase haben wir die Körperübungen fortgesetzt, aber leider nicht mit der Leichtigkeit des Vortages. Durch gezielte Fragen zu Reaktionen der Teilnehmer auf die jeweilige Übung begab sich jeder von uns auf eine Reise ins Innere.

Die Fragen schienen harmlos zu sein, hatten aber unglaubliche Tiefe und Wirkung. In der Atmosphäre der absoluten Geborgenheit drangen die Fragen ganz sanft in das tief verborgene Unbewusste und holten alte Schmerzen heraus.

Auf diese Art und Weise konnte sich jeder mit eigenen seit Jahren angelegten Problemen und Verhaltensmustern treffen. Und obwohl alle Teilnehmer zu den sogenannten „Normalen" gehörten, trug jeder einen kleinen Schatten in sich, der ihm ab und zu in bestimmten Lebenslagen begegnete.

Wäre das Seminar mit Leistungsdruck und Bewertungen verbunden gewesen, so hätten die Teilnehmer niemals derart tiefe Erfahrungen machen können.

Ob ein Autounfall, eine Kündigung, eine verlorene Liebe, eine grobe Zurechtweisung durch die Eltern oder eine Ablehnung im Freundeskreis – ohne emotionale Verarbeitung können sich negative Erlebnisse dauerhaft in unserem Unbewussten festsetzen und indirekt unsere Verhaltensweisen beeinflussen.

Bei der Erfahrung des HAKOMI-Kurses waren die großen und die kleinen Themen des Einzelnen nicht wichtig, viel relevanter war das Erleben der Geborgenheit und der Achtsamkeit, die der Therapeut als Raum zur Heilung erschaffen hatte.

2. Traumaerfahrungen werden in den Zellen gespeichert

Durch meine Ausbildung zur Tierheilpraktikerin fiel mir ein sehr interessanter Artikel über die Traumata und ihre Auswirkung auf den Körper auf. Als Erstes ist es ganz wichtig zu unterscheiden, dass nicht jedes negative Ereignis sofort ein traumatisches Erlebnis bedeutet. Entscheidend ist hier, ob und auf welche Art und Weise das Negative verarbeitet wird. Und ob es zur Verarbeitung kommt.

Als Trauma definiert der Autor ein „starkes überwältigendes Ereignis, das die emotionale Bewältigung des Betroffenen völlig überfordert. Dabei handelt es sich um Situationen, bei denen es keinen Ausweg gibt." (Patric Warten, „Wie die Psyche auf den Körper wirkt.", In: Reflexe 2019, S. 24).

Solche traumatischen Erfahrungen bleiben nicht nur auf der psychischen Ebene, sondern greifen auch tief in den Körper ein. Für die Verarbeitung der Reize und Sinneseindrücke werden bestimmte Hirnareale eingesetzt. So ist z. B. das limbische System für die emotionale Verarbeitung zuständig. Ein Teil des limbischen Systems – die Amygdala – spielt dabei eine wesentliche Rolle und bei ihrer Überlastung kann es nicht zu Verarbeitung kommen.

Das Erlebte wird dann, wenn es nicht verarbeitet werden kann, einfach abgespeichert. Die Betroffenen leiden unter dem Erlebnis dann nicht nur unmittelbar zum Zeitpunkt des Geschehens. Nein, der gespeicherte Stress wirkt sich über Jahre negativ auf unser Wohlbefinden aus und ist jederzeit abrufbar. Es genügen kleine Reize, die dem traumatischen Erlebnis ähnlich sind und so spielt sich im Körper automatisch ein Stressprogramm ab.

Und auch die Alltagsempfindungen traumatisierter Menschen sind anders. Es muss nicht viel passieren und der Stressumsatz ist viel höher als bei Menschen, die keinerlei traumatisierende Erlebnisse haben.

Ob Reizdarmsyndrom, unerklärbare Unfruchtbarkeit oder verschiedene Hautkrankheiten, sowie psychosomatische Schmerzen – all diese Erkrankungen können in einem Zusammenhang mit einem verborgenen Trauma auftreten, das sich in unserem Körper festgesetzt hat. Der Ausweg aus den körperlichen Symptomen führt oft über die Psyche. Und der erste Schritt ist die Akzeptanz.

Mithilfe von versierten Therapeuten und mit viel Geduld können wir dem limbischen System die Möglichkeit bieten, das Gespeicherte abzubauen und aus den Speichern zu befreien. Dadurch verbessert sich nicht nur das emotionale Wohlbefinden, die Körperwahrnehmung verändert sich und der Stresslevel in Alltagssituationen geht runter.

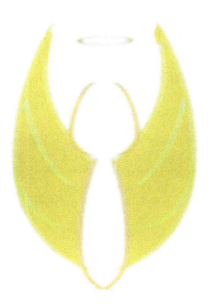

3.3 HEILKRÄFTE DES HERZENS

Das menschliche Herz bietet außerordentliche Heilkräfte, welche im Alltag immer wieder vergessen werden. Auch ich selbst vergesse sie hin und wieder, obwohl ich doch schon so viel davon profitiert habe.

„Eine neue Liebe ist wie ein neues Leben" lautet der Titel eines sehr bekannten Schlagerliedes. Wenn das Herz entflammt ist, dann stehen dem Menschen ungeahnte Kräfte zur Verfügung. Ebenso können diese Kräfte kommen, wenn der Stolz einer Person verletzt ist oder wenn die eigenen Kinder in Gefahr sind.

Für die Heilung einer so tiefen Verletzung wie die der „Corona-Impfung" brauchen wir alle Heilkräfte, die uns zur Verfügung stehen. Die Alternativen sind chronische Krankheit, Schwäche, Siechtum und ein verfrühter Tod im Koma.

Das Herz und die Heilkräfte des Herzens zu entflammen, ist nicht so einfach, wenn es bei einem Menschen noch nie geschehen ist. Andere Menschen hingegen sind sehr geübt in Herzensangelegenheiten.

Ich selbst habe mich immer sehr leicht verliebt: in Frauen, ästhetische Objekte und schlussendlich in medizinische und heilkundliche Themen. Die größte Liebe über viele Jahre waren die Lehren und Weisheiten Oshos.

Wer ein Neuling auf dem Pfad des Herzens ist, kann sich vielleicht einfach mit einem guten Essen, einem guten Buch, einem Konzert des Lieblingskünstlers und einem guten Gespräch mit dem besten Freund oder der besten Freundin auf den Weg machen.

Sehr zu empfehlen für alle Menschen, die sich in Herzensangelegenheiten weiterentwickeln möchten, ist das Werk von Wilhelm Reich „Rede an den kleinen Mann".

Wenn ein Mensch etwas gefunden hat, wofür es sich zu leben lohnt, wenn es eine Herzensangelegenheit gibt, dann werden ungeahnte Heilkräfte frei und alle hier in diesem Buch vorgestellten Mittel wirken zehnmal so stark.

Unser Körper – was für ein Geschenk! Welch' ein Geschenk ist die Erde mit ihren Bergen, ihren Flüssen, ihren Meeren, ihren Städten und Boutiquen. Und wenn man alles gekauft und alles konsumiert hat? Dann macht einen nur die Natur noch glücklich.

Warum nicht Rosen züchten? Einen Wald pflanzen? Ein Tier vor dem Heim oder dem Schlachthof retten? Die menschlichen Möglichkeiten sind ja beinahe unbegrenzt.

3.4 DIE KRAFT DES GEBETS

Meine Großmutter war eine starke Frau. Seit meinem dritten Lebensjahr bin ich bei ihr aufgewachsen. Zu diesem Zeitpunkt war sie bereits um die 60. Früh stand sie auf, hatte ihre tägliche Routine, nachmittags und abends hat sie nur geruht. Abends, wenn sie aus ihrem Sessel ins Bett sollte, hat sie immer gesagt: „Ach, wenn ich nur schon läge." … „Ach, wenn ich nur schon im Bett wäre".

Gesunde Nahrung, gesundes Essen waren nicht ihre Themen. Sie hat meist selbst gekocht, schwäbische Hausmannskost und viel Obst und Gemüse hatte sie auch aus dem eigenen Garten. Regelmäßig gab es Schweinebraten und Spätzle, Schwäbischen Kartoffelsalat und Schwarzwälder Kirschtorte. Sicher 30 Jahre lang nahm sie Antidepressiva ein und Abführmittel gegen die Verstopfung. Zu irgendwelchen Abenteuern, zu denen wir Kinder sie überreden wollten, ließ sie sich meistens nicht bewegen. Wenn wir etwas mit ihr unternehmen wollten in der Zukunft, dann sagte sie stets: „Ach, wenn ich dann noch lebe…"

Die Stärke, die ihr innewohnte, war die Stärke des Gebets. Jeden Tag hat sie für ihre Enkel und für viele andere Menschen gebetet. Sie hatte dafür ein Gebetbuch mit verschiedenen Texten und zusätzlichen Zetteln darin. Oft betete sie den Rosenkranz alleine oder auch mit Freundinnen. Die Stärke, die ihr innewohnte, hat sicher auch dafür gesorgt, dass sie 98 Jahre alt wurde.

Mit 95 Jahren lief sie einmal von ihrem Haus auf die Straße. Das war die Hauptstraße, die ins Dorf führte und ein Auto, das mit 100 km/h von der Landstraße kam, musste scharf bremsen und anhalten. Es hielt vor meiner Oma an und sie wurde nicht überfahren. Aber sie hat sich entschlossen, sich die Augen operieren und vom Katarakt, also von der altersbedingten Trübung der Augenlinse – auch grauer Star genannt – befreien zu lassen.

Ich, als verantwortungsvoller Arzt, habe ihr abgeraten. Ich dachte, was soll denn das noch bringen in dem Alter? Aber Oma war stur und hat sich den Katarakt operieren lassen, zwei neue Linsen wurden ihr eingesetzt. Sie war mit dem Ergebnis dann aber nicht zufrieden gewesen. Wahrscheinlich hatte sie sich viel mehr erhofft und jetzt war sie enttäuscht.

Aber – und das war der Erfolg der Operation – sie konnte wieder den Gehweg von der Straße unterscheiden und den sonntäglichen Gang in die Kirche machen. Nie wieder stand sie orientierungslos auf der Straße. Hier muss man sagen, dass die Medizin, also die Wissenschaft von der Reparatur des Menschen, ein sehr nützliches Werk getan hat.

Als sie schlussendlich starb, war es eine „lustige Leiche", wie man so bei uns im Dorf zu sagen pflegte. Das ganze Dorf kam zusammen, feierte, lachte, aß und trank. Die Kinder spielten und niemand war traurig, dass die Oma nun verstorben war, weil alle wussten, dass ihr Leben lang und erfüllt gewesen war. Es war erfüllt, obgleich sie weder glücklich noch im medizinischen Sinne gesund gewesen war.

Bei der Beerdigung erzählte der Vater meines Kindergartenkumpels Martin stundenlang die gleiche Geschichte: In der großen Nachbarstadt, einer alten Barockstadt, gab es einen Arzt und einen Apotheker. Diese beiden waren Brüder und der Vater meines Kumpels hat erzählt, es würde ihnen die halbe Stadt gehören. Die Hälfte der Häuser der großen und wohlhabenden Stadt würde den beiden gehören. Der eine ist Arzt und sein Bruder ist Apotheker, das muss ein sehr einträgliches Geschäftsmodell sein.

Er wurde nicht müde diese Geschichte zu wiederholen: Er ist Arzt und sein Bruder ist Apotheker und den beiden gehört die halbe Stadt. Ihnen gehören so viele Häuser, es gehört ihnen die halbe Stadt. Der Vater meines Kumpels kam überhaupt nicht darüber hinweg. Schließlich war er sein Leben lang sehr fleißig gewesen und ihm gehörte ein Bauernhof, aber sicher nicht das halbe Dorf.

Die Heilkraft des Gebetes ist etwas völlig Eigenständiges. Menschen können offensichtlich auch ungesund leben, mit relativ wenig Glück auskommen und ihre ganze Kraft im Gebet suchen und finden. Und dass meine Großmutter stets für mich gebetet hat, für mich und meine Schwester, hat sicher auch eine Wirkung gezeigt. Sie betete und zündete dabei eine Kerze an.

Bei den sogenannten hoffnungslosen Fällen unter den Patienten, unter den Geschädigten des Corona-Impfstoffes, denen, die so viel Kraft verloren haben, dass sie sich nicht mehr aufraffen können, sich frisch gepresste Säfte zu machen, dass sie sich nicht aufraffen können, Yoga oder Meditation zu erlernen, dass sie sich nicht mehr aufraffen können, in den Wald spazieren zu gehen, diesen Patienten möchte ich die Kraft des Gebetes ans Herz zu legen.

Man kann für sich beten, man soll auch für sich beten. Aber man sollte auch für liebe Menschen beten. Man soll vor allem für die Menschen beten, die unglücklich gestorben sind und von denen gibt es sehr viele.

Die Form des Gebetes ist dabei nicht so wichtig. Ein jeder Mensch hat direkten Zugang zu Gott und zum Göttlichen. Ein Gebetbuch oder ein vorgegebener Text kann hilfreich sein, ist aber keine Voraussetzung. Wer eine starke Stimme im Herzen hat, kann einfach sein Herz sprechen lassen.

Hör auf dein Herz – es schlug schon, bevor du denken konntest.

Man kann mit Gebeten auch einfach seine Dankbarkeit ausdrücken. Zum Beispiel: „Ich bin dankbar, dass ich hier auf der Erde sein darf. Dass ich die Sonnenstrahlen erleben darf. Ich danke für meine Begleiter, für meine geistigen Helfer und Führer."

Wer besonders beeindruckend über die Heilkraft des Gebets und die Heilkraft der Engel publiziert hat, ist Doreen Virtue mit ihrem Buch „Die Heilkraft der Engel" – ich empfehle dieses Buch jedem Patienten mit einem Impfschaden.

UNSERE GEISTIGEN KRÄFTE
GASTKAPITEL VON PRISCA BÜRGISSER

Stell dir vor, du bist in der geistigen Welt auf der Seelen-Ebene. Alles um dich herum ist hell und wunderschön. Es herrscht reine Liebe. Doch es gibt Gerüchte. Gerüchte, dass es Welten gibt, in denen es Schmerz und Trauer, Ängste und Verluste gibt. Und es gibt noch weitere Gerüchte, nämlich wie heilsam die Liebe sein kann. Doch die Seelen kennen dies nur vom Hörensagen. Wie sollen sie leidvolle Erfahrungen in der geistigen Welt machen, wo doch alles um sie herum rein und voller Liebe ist? Die Neugier wächst und so entscheiden sich gewisse Seelen, dass sie neue Erfahrungen machen möchten.

Der Planet Erde sei einer der schönsten in unserem Universum. Er ist einzigartig, einerseits aufgrund seiner vielfältigen Flora und Fauna, andererseits wegen des Vorherrschens der Polarität. Das bedeutet, alles was existiert, hat ein Gegenstück oder eine Kehrseite. Wo Licht ist, ist auch Dunkelheit. Es braucht beides. Es ist wie bei Yin und Yang: Sie bilden zusammen ein Ganzes und wandeln sich ständig ineinander um. Yin ergibt ohne Yang keinen Sinn und umgekehrt. Wir können nur sagen, etwas sei hell, wenn wir auch das Dunkle kennen. Wärme ergibt nur einen Sinn, wenn es mit etwas Kaltem verglichen wird. Das gehört zu unserer Welt.

Man könnte nun sagen, wir sind geistige Wesen, die auf der Erde eine körperliche Erfahrung machen wollen. Wir wollen uns weiterentwickeln. Und jeder von uns hat einen Plan, was er auf Erden erfahren möchte. Oft werden sogar mehrere Leben investiert, bis die Seele eine Erfahrung komplett abschließen kann. Dies kann zum Beispiel in Rückführungen in der spirituellen Arbeit erfahren werden. Denn im Unterbewusstsein ist alles abgespeichert und abrufbar.

Es gibt keine Zufälle. Alles, was mir passiert, hat einen Grund. Entweder habe ich mich als Seele bewusst für diese Erfahrung in diesem Leben entschieden oder das Leben zwingt mich hinzuschauen und meine faulen Kompromisse abzulegen, damit ich endlich meinen Seelenplan umsetzen kann. Eine Krankheit oder Verletzung kann also beides sein: eine bewusst gewählte Einschränkung, die ich als Mensch erfahren will oder ein

Zeichen dafür, dass in mir ein Ungleichgewicht herrscht zwischen dem, was ich eigentlich in meinem Leben will und dem, was ich effektiv mache.

Im Pflegealltag ist dies eindrücklich zu beobachten: Tritt beispielsweise eine Querschnittlähmung bei einem Menschen ein, ist dies zuallererst ein Schock. Nach und nach beginnen die einen, sich mit den neuen körperlichen Gegebenheiten einzurichten und ihr Leben weiterzuleben und zu gestalten. Sie zeigen sich trotz allem lebensfroh. Dann sind noch die anderen zu beobachten, die nicht auf das Notsignal ihres Körpers hören, nichts daraus lernen, es nicht hinterfragen, wieso gerade ihnen das passiert ist. Diese Menschen verharren dann oft in ihren Mustern, jetzt einfach in einem veränderten und geschwächten Körper. Die Negativspirale geht weiter. Dies kann natürlich auch auf andere Lebenssituationen zutreffen, auch ohne eine Querschnittlähmung.

Nun kommen wir auf unsere geistigen Kräfte zu sprechen. Christian Morgenstern sagte einst: „Der Körper ist der Übersetzer der Seele ins Sichtbare." Der Körper zeigt mir also meine Themen auf. Auch Paracelsus sagte etwas ähnliches, nämlich dass es keine unheilbaren Krankheiten, aber unheilbare Menschen gebe. Dies deutet stark auf die Einstellung eines Menschen hin.

Die Bedeutung der geistigen Kraft hat der japanische Wissenschaftler Masaru Emoto in seinen Experimenten, zu denen er mehrere Bücher geschrieben hat, eindrücklich nachweisen können. Er entdeckte, dass Wasser durch Gedanken programmiert werden kann. Und der menschliche Körper besteht zu circa 70% aus Wasser. Masaru Emoto hatte Wasser in Flaschen abgefüllt und diese mit Worten wie „Hass" oder „Dummkopf" beschriftet und danach eingefroren. Am nächsten Tag zeigten die Eiskristalle asymmetrische und unregelmäßige Formen. Als er die Flaschen mit Worten wie „Liebe" oder „Dankbarkeit" beschriftete, wurden auf den Fotos der Eiskristalle wunderschöne, harmonische Figuren sichtbar.

Ebenso prägt und beeinflusst die Qualität unserer Gedanken und Gefühle unser Inneres, und zwar nicht nur unseren Wasseranteil, sondern jede Körperzelle. Denn jede dieser Körperzellen besteht aus Energie, die vibriert. Und man weiß auch, dass Gedanken ebenso als vibrierende Energie messbar sind. Wie könnten sonst die Brain-Computer-Interface Maschinen nur mit der Gedankenkraft eines Menschen eine Verbindung zwischen dem Gehirn und einem Computer ermöglichen?

Der Schwede Kay Pollak hat das Buch „Für die Freude entscheiden" geschrieben. Darin beschreibt er, dass er Sehnsucht hatte, sich besser zu fühlen. Er wollte öfter und länger echte Freude empfinden und er erkannte, dass es nicht die Ereignisse waren, die ihm Probleme bereiteten, sondern seine Art und Weise, mit ihnen umzugehen. Er machte folgende Aussagen: „Ich bestimme selbst, was ich von mir denke" und „Ich bin heute nicht mehr derselbe, der ich gestern war." Gedanken, die nicht gut für einen sind, kann man ändern. Es ist wichtig, dass wir das erkennen. Denn der wichtigste Mensch in meinem Leben bin ich. Und wenn ich mich selber nicht liebe, wie will ich dann Liebe für jemand anderen empfinden? Wenn ich meine eigene Größe nicht sehe, werde ich sie auch in anderen nicht sehen können. Das sagte man uns auch in der Ausbildung zur Pflegefachfrau über gute Mütter. Eine gute Mutter schaue nicht nur auf die Familienmitglieder, sondern auch auf sich selbst, damit sie nicht ausbrennt. Das ist quasi altbekanntes Wissen.

Man kann es auch so ansehen: Der Körper ist ebenfalls ein Wesen, das Pflege und Achtsamkeit benötigt. Und wenn er diese nicht bekommt, können Energieblockaden und Krankheiten entstehen. Je nach dem zugrunde liegenden Muster gibt es dann eine andere Krankheit, die sich entwickeln kann. Der Psychotherapeut Jacques Martel hat sogar ein psychosomatisches Lexikon dazu geschrieben:

„Mein Körper – Barometer der Seele". Denn ihm ist im Rahmen persönlicher Sprechstunden aufgefallen, dass es eine Verbindung zwischen den Gemütsbewegungen und den Krankheiten geben könnte. Dieselben Probleme bei Menschen zeigen eine ähnliche Krankheit im Körper auf. Wer krank ist, wird das entweder resigniert hinnehmen oder aber alles Erdenkliche dafür tun, wieder gesund zu werden.

Der Weg zur Heilung und Transformation kann auf verschiedene Weisen angegangen werden. Dabei gibt es keine allgemein gültige Anleitung. So verschieden wie die Menschen sind, so unterschiedlich sind auch die Behandlungsmethoden.

Für die einen ist die Meditation, das Gebet, die Musik oder die Natur ein wichtiger Teil für die Heilung. Andere gehen beispielsweise in energetische Behandlungen. Dies ist sinnvoll, wenn alte Geschichten aus vergangenen Leben oder dunkle Einflüsse zum Beispiel dämonischer Art im Spiel sind. In der Regel spürt der Mensch selbst, welche Therapie ihm guttut.

Wenn er auf sein Bauchgefühl hört, wird es ihn zum richtigen Therapeuten führen. Aber jeder Heiler gibt schlussendlich nur den Impuls zur Selbstheilung. Und dies tritt dann ein, wenn der Mensch dazu bereit ist. Es muss von innen kommen. Somit erklärt sich auch, warum Tränen oder Schreien heilsam sein können. Die aufkommenden Emotionen wollen durchlebt werden, damit sie transformiert werden können.

So ähnlich funktioniert neurogenes Zittern, das in der Tierwelt eindrücklich beobachtbar ist: Wenn der Körper Adrenalin bereitstellen muss für einen Angriff oder eine Flucht, wird er diese Bewegungsenergie aufbrauchen. Wenn er sich aber totstellen und ruhig halten muss, was wir in der zivilisierten Welt häufig erleben, wird diese Energie im Körper abgespeichert. Die Muskeln stehen ständig unter Spannung und strapazieren dann Gelenke, Bandscheiben etc. über die Jahre hinweg.

Viele Menschen gehen regelmäßig zur Massage. Es tut gut, wenn es auch nur für kurze Zeit anhält. Doch wird einem dann bewusst, was das Grund-Thema für die körperlichen Beschwerden und Blockaden ist? Warum man immer die gleichen Probleme in Beziehungen oder im Job hat? Häufig geht es dabei um tiefere Themen, um alte Muster, die es zu erkennen und zu heilen gilt, damit man sich weiterentwickeln kann.

Warum sind also energetische Behandlungen, die dem Kernthema auf die Spur kommen können, so negativ behaftet? Wollen wir unsere blinden Flecken und tiefen Verletzungen wirklich anschauen? Denn dazu braucht es Liebe und Vergebung. Liebe und Dankbarkeit für das, was ich auch in den dunkelsten Zeiten meines Lebens erleben durfte. Es hat mich zu dem Menschen gemacht, der ich heute bin. Und Vergebung, damit der Groll wieder in positive Energie umgewandelt werden kann und ich die beteiligten Menschen nicht länger durch negative Gedanken an mich binde.

Zur Vergebung gibt es ein hawaiianisches Vergebungsritual. Es heißt Ho'oponopono. Jeanne Ruland hat nicht nur die Ausbildung dazu gemacht, sondern auch ein Buch darübergeschrieben. Sie erklärt, dass ein inneres Nein zuerst in ein Ja umgewandelt werden muss. Es fängt also bei der eigenen Einstellung an. Ho'oponopono fördert unsere innere Bereitschaft, gesund zu werden.

Wir haben so viele Möglichkeiten für tiefe Heilung. Es beginnt mit den Gedanken, unseren geistigen Kräften. Denn was wir aussenden, das ziehen wir an. Das besagt auch das kosmische Gesetz der Resonanz.

Wir alle haben einen göttlichen Kern in uns – nämlich die Seele, die auf der Erde ihre Erfahrungen sammelt.

In diesem Sinne Namasté: Das Göttliche in mir grüßt das Göttliche in dir.

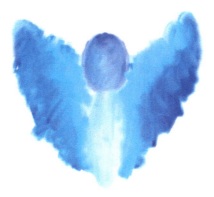

3.5 GAME-CHANGER CDL?!

Beim Thema Chlordioxid bin ich immer noch ein Neuling, aber was ich höre und sehe sind wahre Wunderdinge: „Krebs geht weg innerhalb von drei Wochen. Entzündungen, Fieber, ja sogar Asthma binnen Stunden und Tagen".

Ich bin momentan mit ärztlichen Empfehlungen eher zurückhaltend, da Chlordioxid als Lutschtablette oder wässrige Lösung zumindest teilweise im Widerspruch zu stehen scheint zu meinem heißgeliebten Vitamin C. Sollten aber wirklich und reproduzierbar in kürzester Zeit selbst metastasierende Krebserkrankungen dank Chlordioxid verschwinden, so wäre dieses Mittel der Budwig-Methode, der Gerson-Methode, der Hamer'schen Heilkunde (= Neue Germanische Medizin) und selbst dem Rick-Simpson-Öl haushoch überlegen.

DIE HOFFNUNG IST ALSO GROSS.
ICH FINDE GESICHERTE UND UNUMSTRITTENE FAKTEN:

- *Die Entdeckung von Chlordioxid im Jahre 1811 wird Humphry Davy zugeschrieben, der 1778 in Cornwall (England) geboren wurde und 1829 in Genf (Schweiz) verstarb. Er gilt außerdem als Entdecker der schmerzlindernden Wirkung von Lachgas und Erfinder der Bogenlampe. 1812 wurde er zum Ritter geschlagen.*
- *In 0,3%iger wässriger Lösung ist Chlordioxid so giftig wie Kaffee und muss nicht als Gefahrenstoff gekennzeichnet werden.*
- *Chlordioxid wird zur Trinkwasseraufbereitung in Städten verwendet. Es desinfiziert und man setzt es ein, um Wasser und Oberflächen von Bakterien, Viren, Pilzen und Pilzsporen sowie Plasmodien (Malariaerreger) zu reinigen.*

Unbestritten ist ebenfalls, dass Chlordioxid chemisch zwei Saueratome enthält, wie es der Name ja bereits sagt. Und jetzt wird es interessant: Während die Existenz seit ca. 200 Jahren bekannt ist und die desinfizierende Eigenschaft von Chlordioxid seit ca. 100 Jahren genutzt wird, ohne dass irgendwelche gesellschaftlichen Probleme dabei aufgetreten wären, hat seine Entdeckung in der Heilkunde zu praktisch unüberbrückbaren Differenzen geführt. Bei Ehepartnern bedeutet das üblicherweise die Scheidung.

Chlordioxid muss nicht über den Magen-Darm-Trakt aufgenommen werden, sondern wirkt auch über die Haut. Es hat seinen Siedepunkt bei ca. 10°C und verdampft daher bei oraler Einnahme noch im Magen. Von dort aus gelangt es über Diffusion in die Zellen und auch zu den Erythrozyten der Blutbahn. Das ist in der Medizin nicht nur außergewöhnlich, sondern meines Wissens nach absolut einzigartig!

Sowohl in vitro (also im Reagenzglas) wie auch in vivo, also beim lebenden Subjekt können ganz erstaunliche Wirkungen festgestellt werden: rote Blutkörperchen erhalten ihr volles und rundes Aussehen zurück, was ganz hervorragend unter dem Dunkelfeldmikroskop oder dem Phasenkontrastmikroskop dargestellt werden kann. Die Sauerstoffsättigung im Blut, welche mit einem handelsüblichen Pulsoximeter gemessen werden kann, steigt. Das Lactat im Blut, welches ein Maß für Übersäuerung im Organismus darstellt, sinkt.

Die Giftigkeit von Chlordioxid ist etwa auf derselben Stufe wie die von reinem Koffein. Koffein wird verdünnt in Tee oder Kaffee (Red Bull oder Guaraná-Drinks) konsumiert. Chlordioxid ist als 0,3%ige Lösung in keiner Weise trinkfertig, sondern wird zur Therapie mit dem Faktor 1:100 verdünnt.

Zur therapeutischen Wirkung finde ich mittlerweile eine kaum noch überschaubare Anzahl wissenschaftlicher Studien und persönlicher Erfahrungsberichte. Ich finde aber auch eine ebensolche Fülle von Warnhinweisen im Internet. Wenn man sieht, wie sehr Chlordioxid sowie seine chemischen Vorläufer und Abkömmlinge von der Presse, von den Behörden und von den „Faktencheckern" aller Länder verbal angegriffen wird – dann kann man ja nur daraus schließen, dass diese Substanz, diese fast kostenlose Heilmethode, irgendjemanden ganz erheblich stört.

Wer profitiert noch gleich am meisten davon, wenn die Menschen abhängig und krank sind?

Um tiefer in den Kaninchenbau von Chlordioxid einzusteigen, empfehle ich die Internetseiten von Andreas Kalcker, Jim Humble, Dr. Antie Oswald und Dr. Thomas L. Hesselink.

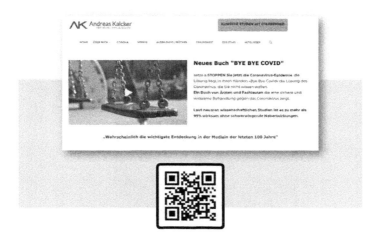

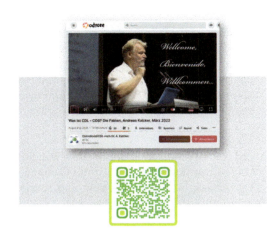

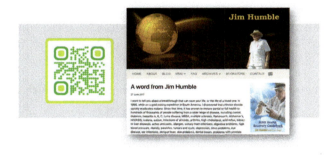

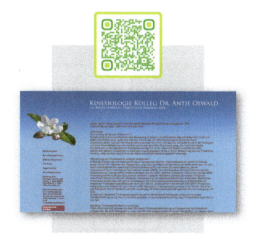

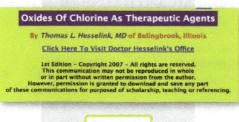

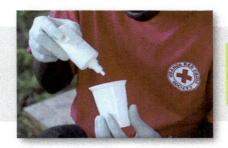

Fotos der Doppelseite: Archiv

3.6 DER BLUMENSTRAUSS DER HEILKUNDE

Das Geheimnis der Gesundheit und das Geheimnis der Heilkunst ist die Lebensfreude. Wie könnte man die Lebensfreude besser ausdrücken, als in einem Strauß wilder Blumen?

Für den Menschen, der genug gelitten hat… denjenigen, der lebendig, lebensfroh und glücklich werden will, hält die Natur ein wahres Feuerwerk an Möglichkeiten bereit. Einen Blumenstrauß der Heilkunde.

Nicht immer braucht es ein besonderes Wissen, um gesund zu werden. Man kann auch einfach seinem Instinkt folgen, nichts essen und einen natürlichen Fastenprozess durchmachen, wie das oft noch die Kinder tun.

Manchmal jedoch, wie zum Beispiel bei der Budwig-Ernährung oder der Leberreinigung nach Andreas Moritz, gibt es ausgeklügelte Verfahren deren Genialität so unübertroffen ist wie bei einem Meisterwerk der klassischen Musik und wo jede Note am richtigen Platz sein muss, damit alles klingt und funktioniert.

Entscheiden Sie selbst, welches Verfahren für Sie das richtige ist und wie Sie einen neue Gipfel von Glück, Gesundheit und Wohlbefinden erklimmen wollen.

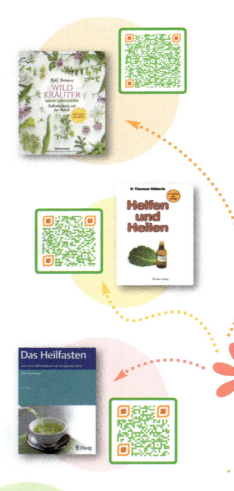
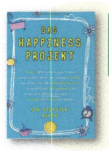

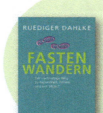

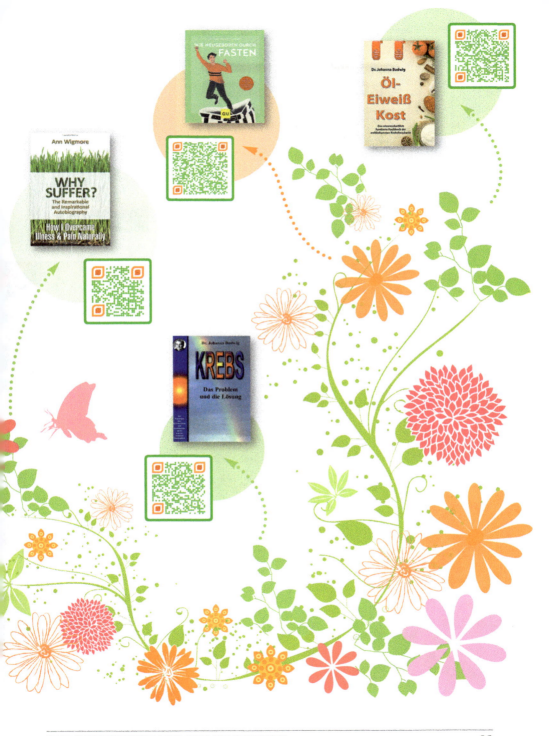

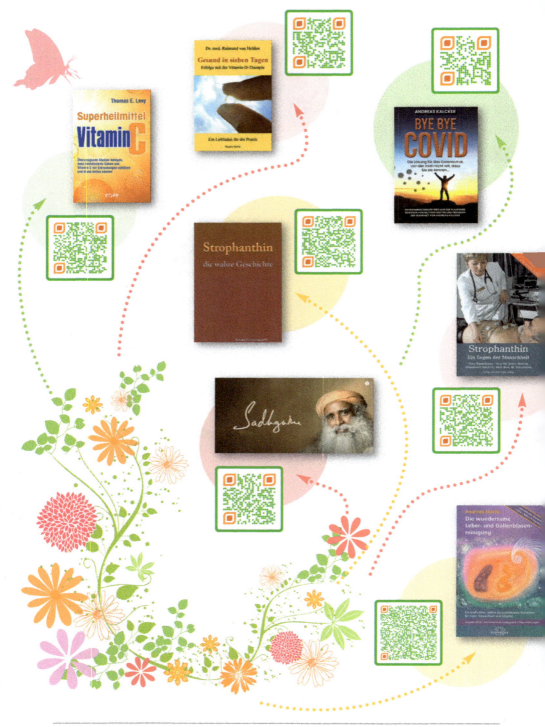

DER BLUMENSTRAUSS DER HEILKUNDE

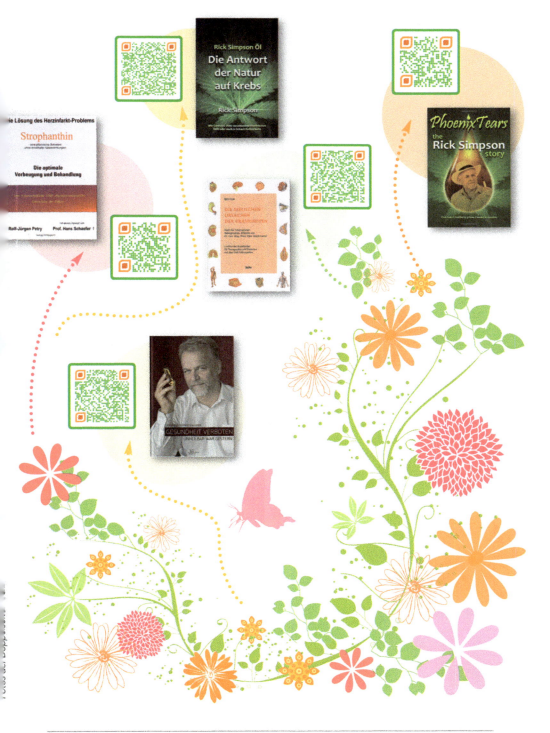

DER BLUMENSTRAUSS DER HEILKUNDE

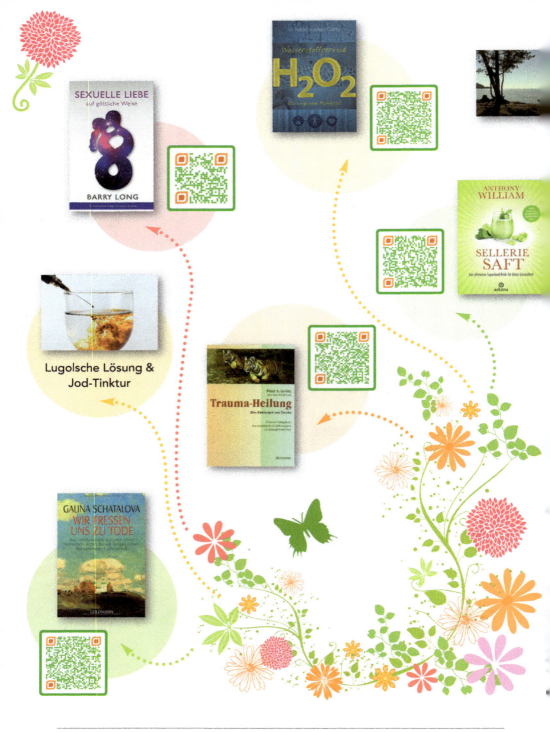

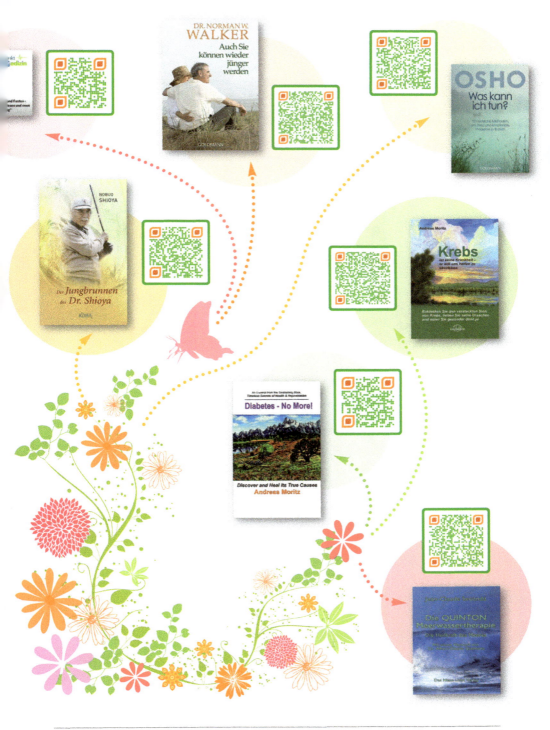

DER BLUMENSTRAUSS DER HEILKUNDE

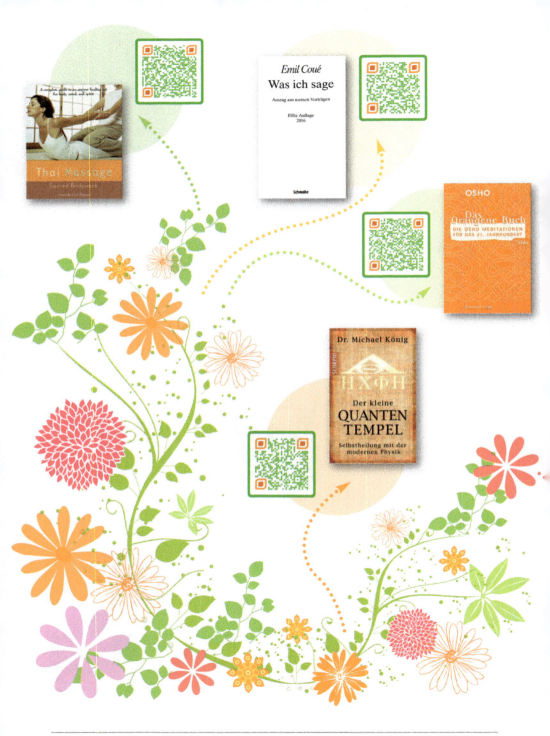

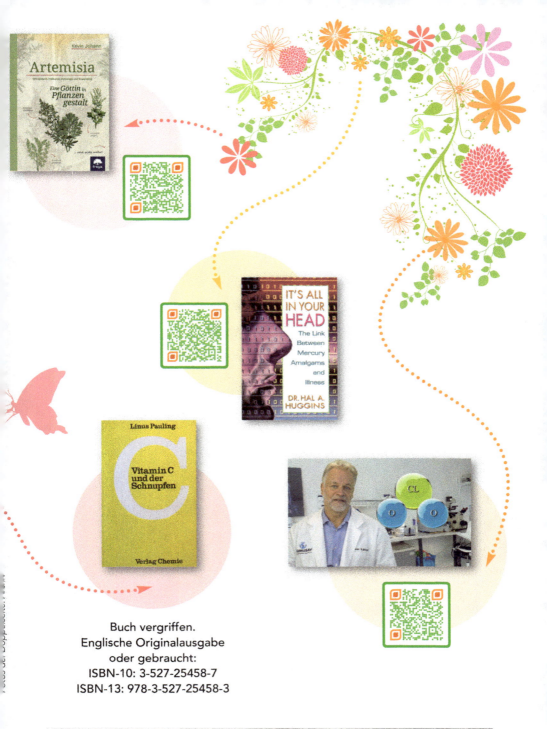

Buch vergriffen.
Englische Originalausgabe
oder gebraucht:
ISBN-10: 3-527-25458-7
ISBN-13: 978-3-527-25458-3

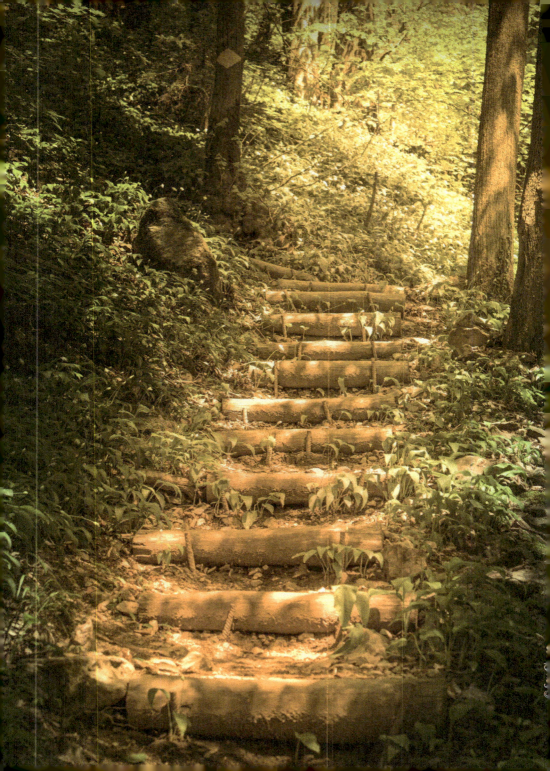

3.7 DAS TAO DER HEILKUNDE

Und hier die Treppe, die Stufenleiter, die symbolisch das TAO der Heilkunde ausdrückt. Ein Ordnungssystem, das, wenn es beachtet wird, zu Gesundheit und Lebenskraft führt. Bei Missachtung im Krankheitsfall folgen lange Zeiten des Leidens und schlimmstenfalls ein frühzeitiger Tod. Genau genommen schöpfen nur die wenigsten Menschen das Potential eines menschlichen Körpers – eines menschlichen Lebens voll aus.

Das müsste nicht so sein und wer das Wesen, die Möglichkeiten aber auch die Grenzen der Heilkunde kennt, der hat große Chancen, sein Potential zu erweitern und auszuschöpfen. Die Belege finden wir im Blumenstrauß der Heilkunde. Die Begriffe Medizin oder gar Schulmedizin, Heilkunde und Heilkunst werden im Alltag oft synonym verwandt. Es gilt aber, folgende Definition zu beachten und im Hinterkopf zu behalten:

***Medizin** ist die Wissenschaft von der Reparatur des Körpers.*
***Heilkunde** ist die Wissenschaft von der Heilung und der Selbstheilung*
des Körpers, der Emotionen und des Geistes.
Es schließt unsere feinstofflichen Körper mit ein.
***Meditation** ist die Wissenschaft von Glück und Erfüllung*
der menschlichen Existenz.

Betreten Sie diese goldene Treppe und steigen Sie empor. Sie führt zu Gesundheit, Glück, Glückseligkeit und Lebensfreude:

1. **MEDITATION**
2. **ATMUNG**
3. **BEWEGUNG**
4. **ERNÄHRUNG**
5. **AKUPRESSUR UND BÄDER**
6. **AKUPUNKTUR UND MOXIBUSTION**
7. **CHIRURGIE**

1. MEDITATION

Hiermit sind alle Tätigkeiten gemeint, die zur Selbstvergessenheit, zu kindlichem Spieltrieb und zur kindlichen Freude führen. Natürliche Meditation findet statt bei handwerklichen Arbeiten, beim Musizieren, beim Malen oder beim Tanzen. Und es gibt eine Fülle von Methoden, die von weisen Menschen und Kulturen entwickelt wurden, um die natürlichen Wege der Meditation in einer Technik zu vervollkommnen.

Der größte moderne Meister, der solche Techniken entwickelt hat, ist OSHO – alle seine Methoden sind zu empfehlen und sollten ausprobiert werden. Der größte noch lebende Meister und Mystiker ist in meiner Wahrnehmung Sadhguru. Sein Weg des „Inner Engineering" ist jedem Menschen zu empfehlen, der an sich selbst arbeiten möchte und sich selbst verbessern will.

Es gibt eine Fülle von Meditations- und Yogalehrern, bei denen man jetzt in den Unterricht gehen kann und zur Meditation gehört auch die Arbeit am eigenen Unbewussten, die „Schattenarbeit", wie Dahlke es nennt.

2. ATMUNG

Die Atmung ist das Bindeglied zwischen Meditation, Achtsamkeit und Heilkunst. Sie steht zwischen diesen Welten und ermöglicht es, durch aufmerksame und achtsame Atmung an jedem Tag und in jedem Augenblick an der eigenen Gesundheit und an der eigenen spirituellen Entwicklung zu arbeiten.

Die moderne Traumatherapie ordne ich in diese Stufe der Heilkunde ein. Jeder traumatisierte Mensch wird an sich selbst beobachten können, dass in Momenten der Angst ihm buchstäblich und immer wieder der Atem stockt, so lange, bis das Trauma bewusst überwunden worden ist.

3. BEWEGUNG

Die Bewegung wurde von den Alten und Weisen als wichtiger und über der Ernährung stehend betrachtet. An dieser Treppe, diesem TAO der Heilkunde kann man sehr leicht erkennen, wie viele Elemente der Heilkunde beim Fastenwandern berücksichtigt werden.

Welche Art der Bewegung letztendlich praktiziert wird, ist nicht so wichtig. Klar ist nur, dass es der eigene Körper ist, der sich anstrengen muss. Tausende von Kilometern zurückgelegt mit einem motorisierten Fahrzeug helfen wenig bei Heilungsprozessen. Und klar ist auch, dass die Bewegung am besten an der frischen Luft und mit einem freien Geist statt findet.

Wer nur sorgenvoll und grübelnd im eigenen Büro oder im eigenen Haus auf und ab geht, mag so auch 5.000 Schritte pro Tag erreichen – der Gewinn für die eigene Gesundheit ist jedoch nicht optimal.

4. ERNÄHRUNG

Einfach und frugal wie z.B. Dr. Shioya mit seiner Devise „Ein Reis und ein Gemüse pro Tag" und wie Galina Schatalova, die ihre Probanden mit einer handvoll Buchweizen zu Höchstleistungen anspornte oder eher opulent und lebensfroh wie Dr. Esselstyn mit „Essen, was das Herz begehrt" und Frau Dr. Johanna Budwig mit ihrem Feuerwerk an Früchten, Gewürzen und geschmackvollen Zubereitungen bei der sogar das tägliche Glas Champagner nicht fehlen durfte.

Auf die Stufe der Ernährung stelle ich auch all die anderen Mittel, die man sich zum Zwecke der Heilung oder der Beschwerdelinderung über den Magen-Darm-Trakt zuführen kann: OPC, Jod, CDL, Metoprolol, Kamillentee, Ingwer und Kurkuma … kurz: alle medizinischen und alternativen Heilmittel, die man essen oder schlucken kann.

5. AKUPRESSUR UND BÄDER

Diese Stufe der Medizin und Heilkunst beinhaltet alle physiotherapeutischen Methoden, die Wasserheilkunde nach Kneipp, die Methoden der Thai-Massage (eine Art passives Yoga) und auch als sehr feine Form der Heilkunde durch äußerliche Reize die Craniosacrale Therapie und die Osteopathie. Das Tibetan Pulsing wäre noch zu nennen und sicher etliche Methoden und Heilverfahren, die mir noch gar nicht bekannt sind. Ein guter Therapeut auf dieser Stufe deckt mit seinem Bewusstsein, seinem Wissen und seiner Erfahrung die Stufen 2 bis 5 ab und er sollte sehr gesund sein. „Heiler – heile zuerst dich selbst", lautet die Devise.

6. AKUPUNKTUR UND MOXIBUSTION

Die Akupunktur als ausgefeiltes Werkzeug der Heilkundigen hat eine über 4.000-jährige Geschichte, wenn man den Quellen glauben schenken darf und wurde Anfang des 20. Jahrhunderts im mitteleuropäischen Raum erheblich weiter entwickelt. Große Namen in diesem Zusammenhang sind: Dr. med. Reinhold Voll (1909-1989), Dr. med. Jochen Gleditsch (geb. 1928) und Paul Nogier (1908-1996). Die Moxibustation wird nicht von allen Akupunkteuren angewandt – in diese Stufe der Heilkunst ordne ich aber die aus meiner Sicht unverzichtbare Fiebertherapie ein: „Gebt mir die Macht, Fieber zu erzeugen und ich heile jede Krankheit" Parmenides von Elea (griechisch Παρμενίδης Parmenídēs; geb. um 520/515 v. Chr.; † um 460/455 v. Chr.). Zur Fiebertherapie stehen inzwischen hochwertige Geräte zur Verfügung, die in einer fachkundigen Praxis eingesetzt werden können.

7. CHIRURGIE

Die ersten historischen Berichte über chirurgische Eingriffe sind 50.000 (!) Jahre alt. Wesentliche Fortschritte hingen bei dieser medizinischen Kunst jedoch von zwei wichtigen wissenschaftlichen Erkenntnissen ab: die Hygiene und die Anästhesie.

Der Verdienst für die Hygiene geht an Ignaz Semmelweis (1818-1865) dessen Forschung und Beharrlichkeit dazu führte, dass die Ärzteschaft die Lehre von der Hygiene und der Asepsis mehr und mehr anerkennen musste. Der als „Retter der Mütter" in die

Medizingeschichte eingegangene, in Wien tätige Geburtsarzt, hat als erster Mediziner den Zusammenhang zwischen durch Unsauberkeit verunreinigten Wunden und Sterblichkeitsraten von Patienten nachgewiesen. Seine Studie von 1847/48 gilt heute als erster praktischer Fall von evidenzbasierter Medizin (auf empirische Belege gestützte Heilkunde) in Österreich und als Musterbeispiel für eine methodisch korrekte Überprüfung wissenschaftlicher Hypothesen. Semmelweis' Erkenntnisse, die später zur Grundlage moderner Krankenhaus-Hygiene geworden sind, wurden lange Zeit heftig bekämpft und sind erst nach seinem Tod anerkannt worden.

Die Ehre für die Einführung der Anästhesie, der Kunst der Betäubung ging an William T. G. Morton, der verantwortlich für die erste öffentliche Vorführung des Äthers als Inhalationsnarkotikum am 16. Oktober 1846 in Boston. Seither gilt er als Pionier der Anästhesie und Begründer der modernen Narkose, der die Äthernarkose in die Praxis eingeführt hat: *"Inventor and revealer of anaesthetic inhalation. Before whom, in all time, surgery was agony. By whom pain in surgery was averted and annulled. Since whom science has control of pain."*

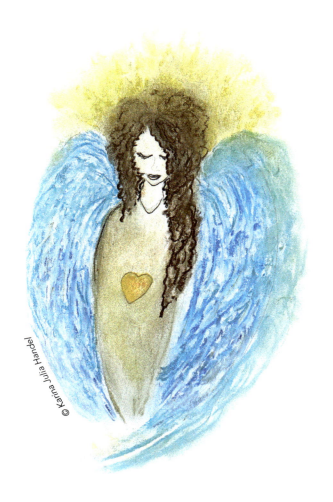

4
UNSERE CHANCE IN DER KRISE
ODER:
WARUM WIR EINEN NEUEN SEMMELWEIS-EFFEKT BRAUCHEN

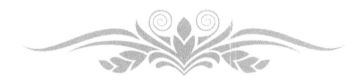

Mit freundlicher Genehmigung von www.zentrum-der-gesundheit.de – dort wird der Artikel seit 2018 in einer früheren Fassung veröffentlicht.

Ein lieber Freund von mir sagt immer: Vor der Krise ist nach der Krise. Immer, wenn ich ihn frage, wie es ihm geht oder ob er gerade eine Krise hat, dann sagt er diesen Satz.

Für jeden Menschen, der sich entwickeln möchte, ist „vor der Krise nach der Krise". Nur wer total schläft, in sich ruht oder schon alles geschafft hat, kann sich davon ausnehmen – und das auch meist nur für eine gewisse Zeit: für ein paar Stunden, ein paar Jahre oder für die Zeit zwischen zwei Leben, falls es so etwas gibt. Seelisches Wachstum findet in Rhythmen, in Wellen statt: von Atemzug zu Atemzug, von Tag zu Tag, von einem Vollmond bis zum nächsten.

Ein Semmelweis-Effekt ist ein (natürlich nicht offiziell anerkannter) medizinischer Begriff für einen wichtigen Erkenntnis-Prozess. Auch in diesem Artikel sind solche Erkenntnisprozesse beschrieben.

Erkenntnisprozesse sind für die meisten Menschen zunächst schmerzhaft, unangenehm und mit Widerständen verbunden. Wenn die Erkenntnisse aber im Bewusstsein angekommen sind, dann sind sie segensreich und erfüllend.

Oft gibt es Interessen oder Widerstände, welche einen Erkenntnisprozess für lange Zeit verhindern. Einfach gesagt: Ich möchte weiterschlafen, deshalb will ich jetzt nichts Neues wissen. Ich möchte nichts sehen und nichts fühlen, ich will im übertragenen Sinne den Kopf in den Sand stecken. Oder: Mir geht es so gut, ich hab doch alles – wenn ich eine neue Erkenntnis zulasse, muss ich mich vielleicht verändern und das will ich nicht.

Glücklicherweise sehen die Existenz und der liebe Gott das offensichtlich anders – die meisten Menschen werden von ihrer Umgebung früher oder später dazu gedrängt, etwas hinzuzulernen. Dies geschieht entweder durch Impulse aus der Umgebung oder durch eigene Krankheiten. Man kann sich nur eine gewisse Zeit davon abgrenzen.

Oder anders ausgedrückt: Die göttliche Ordnung kann der Mensch nicht verhindern. Er kann sich um sie bemühen oder er kann sie ignorieren. Er kann sie also unterstützen oder stören mit jeweils drastischen Folgen für die Natur und für die Gemeinschaft der Menschen. Und egal wie viele Paragraphen die modernen Juristen auch auspacken mögen – diese Gesetze stehen weit über der üblichen Justiz oder Standespolitik. Es sind Gesetze der Natur, Gesetze der Existenz.

IGNAZ SEMMELWEIS

Es ist sehr wichtig für uns, diesen Mann zu verstehen, der als der Retter der Mütter in die Geschichte eingegangen ist. Vielleicht klingt es für den geneigten Leser wie ein Medizin-Krimi, es ist aber eine wahre und historisch belegte Geschichte: In den Jahren 1846-1848 war Ignaz Semmelweis als Assistenzarzt am sogenannten Wiener Allgemeinen Krankenhaus (AKH) tätig. Er arbeitete dort in der Geburtshilfe und es fiel ihm auf, dass die Fälle von Mütter- und Kindersterblichkeit durch Kindbettfieber mittels einfacher hygienischer Maßnahmen *(1,2)* drastisch reduziert werden konnten.

Händewaschen rettet Leben – zumindest bei abwehrgeschwächten Menschen wie neugeborenen Kindern und Müttern im Wochenbett. So könnte man diese Neuerung in der westlichen Medizin aus dem Jahre 1848 in Kürze zusammenfassen. Sein lebenslanges Engagement brachte dem Arzt den Ehrentitel „Retter der Mütter" ein. Die Anerkennung zu Lebzeiten war ihm nicht vergönnt. *(50)*

So simpel uns diese Erkenntnis heute erscheint, so umstritten war sie damals. Händewaschen und Desinfektion waren schlichtweg noch unbekannt. Viele Ärzte und auch ihre Studenten hielten Sauberkeit für völlig unnötig, und waren auch nicht ohne Weiteres bereit, ihre Gewohnheiten zu ändern.

Die Erkenntnis, dass Hygiene aber durchaus wichtig ist und sogar Leben retten kann, war schlussendlich nicht aufzuhalten und veranlasste einige Ärzte wie z.B. den Lübecker Frauenarzt Gustav Adolf Michaelis dazu, sich das Leben zu nehmen, da sie diese Schuld nicht ertragen konnten. Andere Mediziner hingegen feindeten Semmelweis stark an und bezeichneten ihn als „Nestbeschmutzer".

Diese Verhaltensweise ist unter Ärzten bis zum heutigen Tage zu beobachten: Neuerungen werden oft nur widerwillig eingeführt, selbst wenn sie Leben retten können.

Das große Geschäft mit den Medikamenten und den Operationen hat leider auch dazu geführt, dass der ärztliche Blick für das Wesentliche, nämlich die Gesundheit und das Wohlbefinden des Patienten, schnell verloren geht.

Dies liegt sicher vor allem daran, dass die eigene Existenz der modernen Ärzteschaft davon abhängt, möglichst viele Kranke zu versorgen!! Dies ist politisch so gewollt und hat auch dazu geführt, dass die reichsten Länder mit den teuersten Gesundheitssystemen nicht etwa die gesündeste Bevölkerung haben, sondern augenscheinlich eher die unglücklichste und kränkeste.

Die Patienten und Hilfesuchenden gehen dann in großer Anzahl zu ihren Ärzten in die Praxen und werden abhängig vom Rat, den Hilfen und den Medikamenten, die es dort gegen Geld oder Versicherung gibt. Die kooperativen Ärzte haben in diesen Gesellschaften immer reichlich zu tun. Sie schaffen sich ihren Markt selbst.

SEMMELWEIS-EFFEKT: DIE TRAGÖDIE DER INTOLERANZ

Doch zurück zu Ignaz Semmelweis – seine Geschichte ist ein klassisches Lehrbeispiel, welches wir in diesem Artikel ausführlich würdigen wollen. Eine ausführlichere Version seiner Lebensgeschichte ist in den Quellenangaben am Ende des Kapitels zu finden *(3)* unter dem Titel Semmelweis-Effekt: Die Tragödie der Intoleranz.

Ergänzend zum Autor Jochen Mai, der diese hervorragende Arbeit geschrieben hat, möchte ich den Semmelweis-Effekt im Folgenden nun genauer definieren: Der Semmelweis-Effekt tritt immer dann ein, wenn Menschen eine offensichtliche und objektive Wahrheit ignorieren. Das Wahrnehmen und die Einsicht einer Wahrheit nennen wir Erkenntnis. Das Gegenteil der Erkenntnis ist die Ignoranz.

Ignoranz ist etwas zutiefst Menschliches – sie kommt bei Tieren nicht vor. Auf Gefahr reagieren Tiere z. B. grundsätzlich mit der raschen Erkenntnis einer solchen und der unmittelbaren Reaktion darauf. Tiere reagieren unmittelbar und instinktiv – übrigens auch auf Menschen.

Ignoranz kann im kleinen oder großen Stil zu erheblichem Schaden und großer Zerstörung führen. Erkenntnis (und somit das Verschwinden der Ignoranz) führt zu Fortschritt, Glück und Wohlstand – ebenfalls eine zutiefst menschliche Möglichkeit und auch Realität.

Zur Ignoranz neigen wir Menschen aus fünf verschiedenen Gründen: erstens aus Bequemlichkeit, zweitens aus Starrsinn, drittens aus dem übermäßig starken Bedürfnis nach wirtschaftlichem Gewinn (also Gier) und viertens aus Gründen des Gehorsams –

das bedeutet unter Zwang. Als fünften Grund für Ignoranz nenne ich die Überlastung, die gerade bei Ärzten in Praxen oder Krankenhäusern sehr häufig anzutreffen ist.

Alle fünf Gründe für Ignoranz können dem Menschen, der dieser Ignoranz unterliegt, bewusst oder unbewusst sein. Wer im medizinischen Bereich eine Erkenntnis bewusst ignoriert, begeht im schlimmsten Falle einen Kunstfehler. Bei unbewussten Vergehen gegen ärztliche Kunst und Ethik würde man möglicherweise eher von Fahrlässigkeit sprechen – dies sind dann Probleme, denen sich Rechtsanwälte oder Medizinjuristen stellen müssen.

Zur Ignoranz gilt folgende Grundregel: Ein einzelner Mensch kann eine bestimmte Wahrheit sein ganzes Leben lang ignorieren. Eine ganze Bevölkerung kann eine bestimmte Wahrheit eine gewisse Zeit lang ignorieren. Aber niemals wird eine ganze Bevölkerung eine bestimmte Wahrheit über ihre gesamte Lebensdauer hinweg ignorieren.

Wenn eine ganze Bevölkerungsgruppe (die eines Dorfes, einer Stadt oder eines Landes) eine gewisse Wahrheit nach anfänglichem Widerstand dann doch schlussendlich akzeptiert, dann kommt es üblicherweise zu folgenden Erscheinungen:

1. *tiefe Reue über das angerichtete Unheil in der Zeit vor der Erkenntnis;*
2. *Umsetzung der neugewonnenen Erkenntnis;*
3. *ein gewisser menschlicher und notwendiger Verdrängungsprozess.*

Zusammenfassend kann man sagen, dass der Semmelweis-Effekt folgende fünf Stadien umfasst:

1. *Ignoranz einer wichtigen und existentiellen Wahrheit*
2. *Erkenntnis dieser Wahrheit*
3. *Reue, Ärger, Depression – emotionale Aspekte der geistigen Verarbeitung*
4. *Erholungsphase*
5. *Schrittweise Umsetzung der Erkenntnis in die Tat.*

Unser derzeitiges System der anerkannten Schulmedizin, welches in praktisch allen Ländern der westlichen Welt praktiziert wird (WHO-kontrolliert) und an den medizinischen Fakultäten der betreffenden Universitäten gelehrt wird, steht vor einer Reihe solcher existentieller Erkenntnisse, die bereits von vielen Schichten der Bevölkerung und auch vielen einzelnen Ärzten als wahr akzeptiert wird. Trotzdem ist es bislang nicht gelungen, die entsprechenden herrschenden Lehrmeinungen zu verändern.

Auf dieser kollektiven Ebene ist der Grund dabei nicht, dass die Erkenntnisse besonders schwierig wären, sondern dass wirtschaftliche Interessen einer kleinen aber mächtigen Bevölkerungsgruppe dagegensprechen.

Diese kleine aber mächtige Bevölkerungsgruppe verhindert den Durchbruch der Erkenntnisse mit all den ihnen zur Verfügung stehenden Mitteln und dadurch wird sehr viel Leid bei Ärzten und noch viel größeres Leid bei den kranken und schwer kranken Patienten erzeugt.

Wer jemals einen ahnungslosen Patienten mitten während eines Chemotherapiezyklus oder einen Patienten kurz nach einer Bypass-Operation gesehen hat oder wer bemerkt hat, dass die Schreie von manchen Säuglingen an den Tagen direkt nach einer Impfung völlig anders klingen, als die ganz normalen Schreie nach der Mutter, der weiß, wovon ich hier schreibe.

Diese Medizin hat Züge eines totalitären Regimes inmitten unserer sogenannten freiheitlichen Demokratie.

Einzelne Ärzte sind dabei praktisch niemals böswillig. Ich selbst habe zu viele Ärzte hart arbeitend und sich ehrlich um den Patienten bemühend gesehen, um dies behaupten zu können. Ärzte können müde sein, faul, desinteressiert, unwissend oder arrogant – aber ein böswilliger Arzt ist die totale Ausnahme. Er muss entweder seinen Beruf aufgeben oder er wird sehr einsam sein, wenn er tatsächlich praktizieren darf.

Das System und die Lehrmeinungen, denen wir Ärzte uns aber überwiegend beugen müssen, verdienen jedoch die Attribute böswillig, totalitär und menschenverachtend.

Im Folgenden unternehme ich den Versuch einer weitreichenden Darstellung wichtiger Erkenntnisse, die derzeit noch sehr aktiv durch die Schulmedizin, die herrschenden Universitäten, die medizinischen Leitlinien und sogar durch die Laienpresse unterdrückt werden. Diese Liste erhebt nicht den Anspruch auf Vollständigkeit. Sie ist vermutlich doppelt oder dreimal so lang.

1. UNTERDRÜCKT WIRD DIE FLÄCHENDECKENDE ANWENDUNG VON VITAMIN C IN DER SCHULMEDIZIN

Vitamin C (Ascorbinsäure) wurde 1926 durch Albert Szent-Györgyi erstmalig als Einzelsubstanz entdeckt. 1933 klärte Walter Norman Haworth auch die chemische Struktur auf. Beide erhielten dafür 1937 den Nobelpreis für Medizin und Chemie.

Später entwickelte der Chemiker Tadeus Reichstein ein Verfahren für die industrielle Herstellung von Vitamin C und wurde ebenfalls vom Nobel-Komitee geehrt.

Mit diesen Hinweisen möchte ich darauf aufmerksam machen, dass die Entdeckung der Ascorbinsäure in der Naturwissenschaft durchaus wahrgenommen und mit dem

Nobelpreis gebührend gewürdigt wurde. Mediziner und praktische Ärzte haben davon aber meist nichts erfahren, da die Entdeckungen nicht an den Universitäten gelehrt werden durften. Sie stehen bis heute nicht in den Lehrbüchern für angehende Ärzte.

Der zweifache Nobelpreisträger Linus Pauling erkannte den Wert von Vitamin C für die Medizin, indem er herausfand und zweifelsfrei belegte, dass sich nicht nur Skorbut durch die Gabe von Vitamin C heilen lässt. Eine Unzahl von alltäglichen Erkrankungen – vom banalen Schnupfen bis zur lebensbedrohlichen Krebserkrankung – kann durch Vitamin C verhindert, gelindert oder sogar rasch geheilt werden.

Diese Erkenntnis wird Ärzten und Patienten bis heute von den Universitäten und vom „Mainstream" vorenthalten. Wäre der „Semmelweis-Effekt" beim Vitamin C schon vollzogen, dann müsste jeder Patient mit Erkrankungen wie Erkältung, Grippe, gebrochenem Bein, offener Wunde, Lungenentzündung, notwendiger Blinddarm-OP oder Gallenblasen-OP und sogar Krebs zum Beginn der eigentlichen Behandlung eine Hochdosis Vitamin C bekommen. Dies gilt ebenfalls bei möglicher Exposition durch das Corona-Virus.

Vitamin C ist äußerst preiswert und praktisch risikolos in der Anwendung. Man kann nicht viel falsch machen und man befolgt durch die Gabe von Vitamin C den seit der Antike ersten und wichtigsten Grundsatz der Ärzte: „primum nil nocere". Was bedeutet das? Als Erstes: nicht schaden. Dieser Grundsatz wird durch die Gabe von potentiell nieren- und leberschädlichen Antibiotika nicht befolgt und man könnte durch optimale Versorgung mit Vitamin C den Verbrauch an Antibiotika deutlich senken.

Ganz verzichten könnten wir Ärzte darauf sicher nicht – noch immer retten Antibiotika Leben und sind bei schwerwiegenden Entzündungen nicht wegzudenken.

Vitamin C könnte aber sehr oft anstelle von Antibiotika gegeben werden und wäre sogar ein wichtiges Hilfsmittel im Kampf gegen die Resistenzen. Vor allem, wenn der Arzt die Zeit hat, seinen Patienten wachsam zu beobachten, um eventuelle Heilreaktionen abzufangen.

Wir halten also fest: Die Ärzte lernen durchaus, dass 20 Milligramm Vitamin C täglich vor Skorbut bewahren. Sie erfahren aber nicht, dass die Gabe von 200 bis 20.000 Milligramm täglich fast alle anderen menschenmöglichen Erkrankungen positiv beeinflusst.

Studien wurden unternommen (4),
a) die eine verbesserte Wundheilung belegen.
b) mit denen eine verbesserte Regeneration von Bandscheibenschäden und damit verbunden eine Schmerzlinderung bei Rückenschmerzen gezeigt werden konnten.

c) in denen eine Verhinderung von Blasenkrebs im Tierversuch gezeigt wurde.
d) in denen Hinweise auf Verminderung der alters- bzw. ernährungsbedingten Atherosklerose durch Vitamin C gefunden wurden.

Und, beinahe unglaublich:
e) Es konnte ein Zusammenhang zwischen ausreichendem Spiegel an Vitamin C und dadurch verbesserter Intelligenzleistung nachgewiesen werden.

Die überwältigendste und überzeugendste Zusammenstellung der Erkenntnisse und Möglichkeiten durch die Ascorbinsäure hat Dr. Th. E. Levy geliefert. Seine Bücher „Heilung des Unheilbaren" und „Superheilmittel Vitamin C" sind Pflichtlektüre für jeden Fan dieses Heilmittels und im Grunde auch Pflicht für jeden Arzt.

Im Gegensatz dazu gibt es meines Wissens keine Studie, die irgendwelche Gefahren durch hohe Dosen von Vitamin C aufführt, wie zum Beispiel die immer wieder fälschlicherweise gemutmaßte und weitergetragene – aus meiner Sicht völlig unhaltbare – angebliche Gefahr von Nierensteinen.

Es stellt sich nunmehr die Frage, wie das Vitamin C am besten in den Körper kommt. Während Linus Pauling sich für die synthetische Variante aussprach, würde ich persönlich den frisch gepressten Obst- und Gemüsesäften oder Rohkostsmoothies den Vorzug geben. Allerdings ist es auf Reisen oder auch im stressigen Alltag nicht immer ganz einfach, an einen frischen Smoothie oder wirklich frisch gepressten Saft zu kommen.

Zum Glück gibt es heutzutage sehr hochwertige Supplements. Eine hervorragende Versorgung mit Vitamin C ist inzwischen kein Problem mehr, wenn man nur daran denkt!

2. UNTERLASSEN WIRD BIS HEUTE DIE EINHALTUNG EINFACHER HYGIENISCHER STANDARDS IN KRANKENHÄUSERN

Selbst über 170 Jahre nach den Erkenntnissen von Semmelweis zur Hygiene müssen sich Menschen in Krankenhäusern ein Krankenzimmer zu zweit, zu dritt oder zu viert teilen. An der Universität habe ich sogar noch 10-Bett-Schlafsäle erlebt – Einzelzimmer sind die Ausnahme.

Wer nicht gerade Privatpatient oder Selbstzahler ist, hat im Krankenhaus wenig Chancen auf ein Einzelzimmer. Das bedeutet, dass sich häufig vier kranke Menschen ein Zimmer und ein Badezimmer teilen müssen. Wer dort nicht krank wird, kann zurecht als gesund und abgehärtet gelten. Der Klassiker ist aber nur zu oft, dass im „Krankenhaus" eine Erkrankung der nächsten folgt und wir Ärzte dem Geschehen hinterherlaufen.

Es bleibt zu hoffen, dass gerade die Corona-Krise diesen Zuständen ein Ende macht.

3. DIE ERKENNTNISSE VON PFARRER SEBASTIAN KNEIPP WERDEN NICHT ANGEWANDT

Obwohl schon im Jahr 1850 begonnen und seit 1890 eigentlich deutschlandweit bekannt, wird in unserem „modernen" Gesundheitswesen keine einzige der erprobten und äußerst wirksamen Methoden der Kneippschen Heilkunde mehr praktiziert.

Es gibt in den Praxen und Krankenhäusern keine Güsse mit frischem Wasser, es gibt keine naturnahe und frische Ernährung, schon gar keine Kräuter, es gibt fast keine Bewegungsheilkunde, es gibt keine Behandlung mit frischer Luft in den Krankenhäusern und es gibt nur möglichst wenig Sonne.

Studien zu dieser Form der Heilkunde (gefördert) zu bekommen, hat sich für die federführenden Verbände als enorm schwierig erwiesen. Zumindest an den Bewohnern von mehreren Seniorenheimen konnten jedoch deutliche Verbesserungen von Gesundheit und Wohlbefinden gezeigt werden. *(5)* Ich danke dem Kneipp-Bund für diese Information.

Und zum Glück kann man die Kneipp-Methoden ja auch ganz einfach für sich und seine Familie zu Hause praktizieren.

4. NICHTANWENDUNG VON STROPHANTHIN

Obwohl seit 1859 bekannt und über 100 Jahre lang mit großem Erfolg eingesetzt, ist es gelungen, das bewährte und preiswerte Herzmedikament Strophanthin seit 1970 stufenweise aus dem Markt und der ärztlichen Routine herauszudrängen.

Dies ist eine große Katastrophe, da damit auch das Wissen, dass es durchaus sanfte und naturnahe Möglichkeiten gibt, eine koronare Herzerkrankung zu behandeln, aus dem öffentlichen Bewusstsein verloren gegangen ist. Eine weitere geradezu geniale Möglichkeit, über die Ernährung Patienten mit koronarer Herzkrankheit zu heilen, hat Dr. Esselstyn gefunden. Ich beschreibe seine Erkenntnisse weiter unten im Text unter Punkt 14 (vegane Kost in der Behandlung der KHK – die Erkenntnisse von Dr. Esselstyn und die Ergebnisse der China-Study).

Nähere Ausführungen über Strophanthin finden sich an verschiedenen Stellen im Internet *(6)*, sowie auf der Internetseite des glücklicherweise existierenden Strophanthus e.V. *(7)*

Nur wenige Ärzte, Apotheken, die kleine pharmazeutische Firma Maros GmbH und natürlich sehr viele Patienten leisten hier Widerstand und helfen, dass dieses großartige Mittel nicht komplett in der Vergessenheit und Bedeutungslosigkeit versinkt.

Im Gegenzug dazu mussten und müssen heutzutage unzählige Patienten eine völlig unnötige und belastende Bypass-Operation oder einen ebenso unnötigen Stent ertragen sowie die belastenden Nebenwirkungen der gängigen Medikamente. *(8)*

Um die Einsatzmöglichkeiten von Strophanthin, die Bedeutung der China-Study und die therapeutischen Möglichkeiten der Ernährungstherapie nach Esselstyn zu erfassen, müsste die kardiologische Forschung seit den 1970er Jahren überdacht und sicher in großen Teilen revidiert werden. Wer möchte sich denn noch im hohen Alter einer belastenden und potentiell lebensgefährlichen Bypass-Operation unterziehen, wenn eine einfache Ernährungsumstellung und die tägliche Einnahme von 30 Tropfen Strophanthin die Krankheit zur Ausheilung bringen könnten?

Entsprechende Studien zu Strophanthin wurden immer wieder unternommen und veröffentlicht *(9,10,11)*, lediglich die Politik sah sich nicht veranlasst, all diese wissenschaftlichen Erkenntnisse auch in der Praxis zuzulassen.

Aus meiner eigenen Verordnungspraxis kann ich sagen, dass ich etliche überschwängliche Dankesbriefe erhalten habe mit Kernaussagen wie: „Es geht mir mit Strophanthin so gut wie schon lange nicht mehr", „Ich fühle mich wie ein neuer Mensch", „Ich konnte endlich wieder schlafen", „Ich bin deutlich leistungsfähiger" u.v.m.

Die beste und aktuellste Zusammenfassung des Wissens über dieses Allheilmittel hat Dr. Hauke Fürstenwerth geliefert. Sein Buch trägt den schlichten Titel: „Strophanthin – die wahre Geschichte". Sehr lesenswert!!

Sollten solche Erkenntnisse nicht jeden modernen Arzt begeistern und zum Umdenken veranlassen?

5. IGNORANZ DES MAGNESIUM- UND VITAMIN-D-SPIEGELS IN DER KARDIOLOGIE

Wenn wir schon beim Herzen sind… Dass ein funktionierender Magnesium-Haushalt und ein genügend hoher Vitamin-D-Spiegel wichtig für die Gesundheit und vor allem auch die Herzgesundheit sind, ist spätestens seit den 1980ern in Fachkreisen wohlbekannt. Inzwischen haben auch Zehntausende diese Wirkung am eigenen Leib erfahren. *(12, 13, 14, 15, 16, 17)*

Wegbereiter dieser Erkenntnisse war wieder einmal der unvergessliche Linus Pauling, der sein Wissen noch bis kurz vor seinem Tod im Jahre 1994 einem interessierten Publikum vortrug und bereits 1974 in Palo Alto (Kalifornien) das „Institut für orthomolekulare Medizin" gründete. Heute (Stand 2019) sind in Deutschland vor allem

Dr. van Helden und Professor Spitz sehr aktiv mit der Verbreitung des Wissens über Vitamin D.

Die herrschende Schul- und Pharmamedizin darf dies im Jahre 2019 immer noch ungestraft ignorieren und wenn Sie zum Arzt gehen und dort ein „großes Blutbild" machen lassen, ahnen Sie schon, welche Werte dort mit Sicherheit nicht bestimmt werden? Richtig: Magnesium und Vitamin D.

Dies geschieht nur auf ausdrückliches Nachfragen und ist dann möglicherweise kostenpflichtig. Die Krankenkassen halten sich zurück.

Schlecht für die Patienten, aber gut für den Arzt, denn Sie müssen im nächsten Quartal wiederkommen und gut für die Industrie, weil Sie möglicherweise noch zusätzlich zum Betablocker einen Herzschrittmacher und viele weitere Medikamente benötigen.

Fazit: Die Herzgesundheit lässt sich mit sehr vielen einfachen Methoden entscheidend verbessern: ausreichend Sonne, Vitamin D und Magnesium aus pflanzlichen Quellen gehören dazu. Eine hochwertige Nahrungsergänzung ist sinnvoll, wenn es nicht gelingt, den Bedarf aus den alltäglichen Nahrungs- und Lebensmitteln zu decken.

6. IGNORANZ DER BEDEUTUNG VON B-VITAMINEN IN DER PSYCHIATRIE

Bereits 1954 veröffentlichte der kanadische Psychiater Abram Hoffer eine Studie, die einen äußerst positiven Effekt von Vitamin B3 und Vitamin C auf Patienten, die an Schizophrenie erkrankt sind, belegte. *(18)*

Trotz dieser Belege und der Möglichkeit einer praktisch nebenwirkungsfreien Grundbehandlung psychisch und psychiatrisch erkrankter Menschen wird dieser Möglichkeit in keiner mir bekannten Klinik genutzt.

Niemand hat meines Wissens behauptet, dass allein B-Vitamine eine ernsthafte psychiatrische Erkrankung komplett ausheilen können. Aber deutliche Verbesserung der Alltagskompetenzen und eine Linderung der Beschwerden sind in jedem Fall zu erwarten.

In den 50ern, 60ern und 70ern des 20. Jahrhunderts erfolgten sogar praktische Studien, die bewiesen, dass die ausreichende Versorgung mit B-Vitaminen bei etlichen Patienten den Unterschied machten zwischen „pflege- und versorgungsbedürftig" und „ohne fremde Hilfe überlebensfähig". Das nenne ich einen medizinischen Fortschritt. *(19)*

Die Unterdrückung und Nichtanwendung dieser Erkenntnisse nehme ich besonders persönlich, da sich meine eigene Mutter, die bereits jahrelang an einer Schizophrenie erkrankt war, niemals mit Wirkungen und Nebenwirkungen der üblichen Psychopharmaka anfreunden konnte. Vitamine hätte sie vielleicht genommen.

So aber musste ich als Kind über Jahre hinweg die Hilflosigkeit der Ärzte mitansehen, bis meine Mutter sich im Herbst 1984 dann das Leben nahm und so ihren Qualen ein Ende setzte.

Die Lebensgeschichte Dr. A. Hoffers ähnelt übrigens in überraschender Weise der Biografie von Ignaz Semmelweis. Er wurde zeitlebens von den ärztlichen Kollegen ignoriert, behindert und ausgegrenzt. Zum Glück starb er aber nicht in der Psychiatrie, sondern führte zum Wohl seiner Patienten bis ins hohe Alter eine ärztliche Privatpraxis. *(20, 20a)*

Bis heute und sozusagen als sein Erbe ist das „Orthomolecular Vitamin Information Centre" in Kanada aktiv *(20b)*. Die Erkenntnisse Hoffers könnten helfen, das große Leid und das enorme fachliche Durcheinander in den westlichen Psychiatrien zu beseitigen. Er hatte einen einfachen Heilungsansatz gefunden, der ohne wesentliche Kosten in ein menschliches Behandlungskonzept einzufügen ist.

Tiefere Ursachen psychiatrischer Erkrankungen sind so vielfältig, wie der Mensch selbst. Das Allheilmittel in diesem Bereich ist die liebevolle Akzeptanz des Kranken und seine behutsame Führung. Die große Herausforderung liegt dabei einerseits beim Kranken: Will er gesund werden (was auch immer das im Einzelfall bedeutet) oder will er es nicht.

Andererseits bei seinen Bezugspersonen: Sind sie in der Lage, seine menschlichen Nöte, Bedürfnisse und Sehnsüchte zu verstehen und damit umzugehen!?

7. IGNORANZ DER ERKENNTNISSE VON OTTO BUCHINGER

„Wer stark, gesund und jung bleiben will, sei mäßig, übe den Körper, atme reine Luft und heile sein Weh eher durch Fasten als durch Medikamente." Dieses Zitat ist von Hippokrates von Kos (460 bis etwa 377 v. Chr.), griechischer Arzt, „Vater der Heilkunde".

Die alten Griechen und Hippokrates wussten es schon – Otto Buchinger hat es 1917 erneut bewiesen und salonfähig gemacht: Fasten kann die schwierigsten Krankheiten heilen – im Selbstversuch hat er durch eine einwöchige und anschließend nochmal eine dreiwöchige Fastenkur sein Rheumaleiden komplett auskuriert.

In den folgenden Jahren gelang es ihm, gemeinsam mit seiner Familie, Fastenkliniken in Bad Pyrmont und Überlingen zu etablieren, die heute bereits in dritter Generation betrieben werden.

Das dazugehörige Lehrbuch gibt es bereits in der 26. Auflage und es ist wirklich von ungeheurer Tiefe – ein großer Erkenntnis- und Erfahrungsschatz. Wer es nicht liest und von wem dies auch nicht verlangt wird, sind die Medizinstudenten, Ärzte und angehenden Fachärzte!!!

Auch diese einfache, uralte und höchst wirksame Form der Heilkunst wird Medizinstudenten und Ärzten vorenthalten, verschwiegen sozusagen und es gibt auch bislang (noch) keine Kultur der Fastenheilkunde im aktuellen Gesundheitswesen.

Das Fasten ist dem „Mainstream" immer noch (Stand Anfang 2020) weitgehend unbekannt, obwohl ein aktueller und hoffnungsvoller Trend in diese Richtung geht – das nicht nur beim mehrtägigen Fasten, sondern auch schon beim „kleinen Bruder", dem intermittierenden Fasten. *(21, 22, 23)*

Eine sehr sehenswerte Dokumentation über die Forschungsergebnisse beim Fasten findet sich auf ARTE (französische Produktion aus dem Jahr 2011). Ein kostenloses Video auf Deutsch wurde mehrfach auf Youtube geteilt *(z.B. 23a)*. Aktuell machen sich Prof. Andreas Michalsen aus Berlin und Prof. Valter Longo aus Kalifornien bei der Forschung rund ums Fasten verdient. Schon jahrzehntelang aktiv in diesem Bereich der Heilkunde sind Dr. Hellmut Lützner und Dr. Rüdiger Dahlke.

8. WEITGEHENDE IGNORANZ DER URALTEN ERKENNTNISSE DER TRADITIONELLEN CHINESISCHEN MEDIZIN AM BEISPIEL DER COPD

Die chronisch obstruktive Lungenerkrankung stellt eine feste Größe im Spektrum moderner Erkrankungen dar. Lungenfachärzte sind gesucht und die COPD stellt auch einen wichtigen Faktor für Einbußen in der Wirtschaftskraft eines Landes dar.

Und sicher: Rauchen und verschmutzte Luft sind Risikofaktoren für diese Erkrankung. Aber ist es richtig, sich bei der Behandlung dieser schulmedizinisch unheilbaren Erkrankung nur auf die Lunge zu fokussieren? Aus meiner Sicht sicher nicht.

Während die moderne Schulmedizin beim Fasten Erkenntnisse ignoriert, die bereits 2.500 Jahre alt sind, so ignoriert sie bei der COPD das 4.000 Jahre alte Wissen der alten Chinesen. Dort ist zum Beispiel ein Zusammenhang zwischen Belastungen des Dickdarms und Erkrankungen der Lunge bekannt. In der TCM sprechen wir von einem Lunge-Dickdarm-Meridian, also einer Energielinie, die beide Organsysteme miteinander verknüpft.

Falls Sie jemanden kennen, der an COPD erkrankt ist: Fragen Sie ihn doch einmal, ob er jemals eine tiefe Reinigung und Sanierung des Darmes unternommen hat...

Wie viel auf der Ernährungsseite möglich ist, um eine COPD zu lindern oder gar zu überwinden, wurde auf der Internetseite vom „Zentrum der Gesundheit" bereits an anderer Stelle ausführlich beschrieben. *(24)*

Das Thema COPD und Darmreinigung scheint in der Wissenschaft komplett brachzuliegen, jedenfalls brachte eine Literaturrecherche diesbezüglich kein einziges Ergebnis. Ein positiver Effekt wurde allerdings bei der Durchführung von Akupunkturbehandlungen, die bei akuter Verschlimmerung (Exacerbation) einer COPD durchgeführt wurden, gemessen. *(25)*

9. WEITGEHENDE OFFIZIELLE IGNORANZ DER MODERNEN ERKENNTNISSE BEZÜGLICH DER TRADITIONELLEN CHINESISCHEN MEDIZIN AM BEISPIEL DER GERAC-STUDIE

Dass es auch durchaus möglich ist, ganz aktuelle Studienergebnisse zu ignorieren, bzw. sehr selektiv auszuwerten, beweist die GERAC-Studie. Für den Studienbereich „Chronische Rückenschmerzen im Bereich der unteren Wirbelsäule" wurden in den Jahren 2002-2007 unter Mitarbeit von 340 ambulanten ärztlichen Praxen 1.162 Patienten entweder mit Akupunktur oder mit „Standardtherapie" behandelt.

Standardtherapie bedeutet in diesem Falle NSAR, also z.B. Ibuprofen oder Diclofenac. Die Patienten, die eine Akupunktur bekamen, wurden in zwei Gruppen unterteilt. Die erste Gruppe erhielt eine Verum-Akupunktur nach den Regeln der TCM, die zweite Gruppe erhielt eine Schein-Akupunkur, bei der die Nadeln beliebig gesetzt wurden (Sham-Akupunktur).

Aus ungeklärten Gründen war die echte Akupunktur der Schein-Akupunktur in der statistischen Auswertung nur knapp überlegen. Die eigentliche Überraschung der Studie war aber, dass beide Akupunkturformen fast doppelt so effektiv waren, wie die konventionelle medikamentöse Therapie.

Dieser Effekt ist in der Original-Veröffentlichung beschrieben und noch immer nachzulesen *(26)*, wurde aber von der Presse weitgehend verschwiegen oder marginalisiert *(27)*. Auch kam offensichtlich niemand auf die Idee, Ibuprofen, Diclofenac und die verwandten Pharmaka nun in der Indikation einzuschränken und zu einem Therapeutikum der Reserve zu machen, um sie stattdessen durch Akupunktur, die ja nach wissenschaftlichen Erkenntnisse mindestens doppelt so gut hilft, zu ersetzen. Ein klarer Fall von Pharma-Lobbyismus??

10. 70 JAHRE ANDAUERNDE UNTERDRÜCKUNG DER MODERNEN FORSCHUNG ZU CANNABIS

Cannabis ist immer wieder in aller Munde oder in vieler Menschen Lunge – ganz wie man es nimmt ;-). Allzu ernst sollte man die Pflanze jedenfalls nicht nehmen, sonst geht mal wieder der ganze Sinn für Humor verloren – wer allerdings die Heilwirkung von Cannabis verkennt, dem ist oftmals nicht mehr zu helfen.

Seit der Legalisierung der Pflanze im medizinischen Bereich am 10.3.2017 ist es in Deutschland vom Gesetzgeber ja zumindest ermöglicht worden, Cannabis auf Rezept vom Arzt zu bekommen. Allerdings nur dann, wenn zuvor alle anderen Methoden (soll bedeuten: Medikamente) nicht geholfen haben.

Die aktuelle Studienlage über Schaden und Nutzen dieser Heilpflanze legt aber nahe, dass es kein harmloseres und nebenwirkungsfreieres Medikament z.B. zur Schmerzlinderung gibt, als Cannabis. *(28)*

Eine faire Option zur Legalisierung für Patienten wäre deshalb, wenn man an der Vorstellung vom illegalen Rauschmittel festhalten möchte, dass zumindest jeder Mensch mit chronischen Erkrankungen die Wahl zwischen Cannabis und synthetischen Medikamenten bekommt.

Sollte Cannabis besser oder zumindest gleich gut helfen, wie Aspirin, Ibuprofen, Paracetamol und all die anderen Pharmazeutika dieser Sparte, dann sollte man dem Patienten den Eigenanbau gestatten und schon wäre ihm auf sehr einfachem und kostengünstigem Wege geholfen.

Das Thema Cannabis und Krebs hat eigene Sprengkraft. Trotz eines schlüssigen pathophysiologischen Konzepts, welches die heilsame Wirkung von Cannabis auf Krebs erklärt, trotz zahlreicher Fallberichte auf Youtube und den sozialen Medien und trotz erster vielversprechender Studienergebnisse, welche schon seit dem Jahr 1975 bekannt sind *(29)*, ist der Weg in die allgemeine Anwendung dieser Heilpflanze äußerst mühsam und von Rückschlägen gepflastert.

Es gibt Hinweise, dass nicht zuletzt die US-Regierung Studienergebnisse unterdrückt hat, um den Kampf gegen die Drogen effizienter führen zu können oder um Pharmalobbyisten nicht zu verärgern *(30)* ... Wer weiß das schon?

Eine sehr umfassende und empfehlenswerte Dokumentation zum Thema Cannabis und Krebs zeigte im Jahr 2016 der Sender ARTE *(31)* – und wenn Sie mich fragen: Kein Schmerzpatient und kein Krebspatient sollten auf die Anwendung von Cannabis verzichten müssen.

11. OFFIZIELLE IGNORANZ DES LEBENSWERKES VON DR. MAX GERSON

Dr. Gerson (1881-1959) fand und entwickelte eine Ernährungsform, mit der nicht nur seine eigene Migräne verschwand, sondern – oh Wunder – auch die Krebserkrankungen bei einer ganzen Reihe von Patienten.

Die Gerson-Therapie ist eine sehr aufwändige Heilmethode, bei der stündlich ein frisch gepresster Saft getrunken wird und das bis zu 13-mal täglich. Zusätzlich werden täglich Mineralstoffe und Spurenelemente in Form einer sogenannten „Hippokrates-Suppe" gegeben. Zur Entgiftung erhält der Patient Kaffee-Einläufe.

Die Wirkung dieser Kur auf Tuberkulose- und Krebspatienten hat Dr. Gerson selber sehr erstaunt, stand seine Methode doch der gängigen Lehrmeinung völlig entgegen. Aus ganzheitlicher Sicht ist das Wunder jedoch nicht so erstaunlich, wenn man Krebs als eine „Ansammlung von Schlacken" versteht (Traditionelle Chinesische Medizin) und diese Krankheit demzufolge durch eine konsequente Entschlackung und massiven Zufuhr von Vitalstoffen vermieden oder geheilt werden kann (ZDG informierte bereits ausführlich.). *(32)*

Die Geschichte ist sehr spannend nachzulesen in den Werken von Gerson selbst, sowie denen seiner Tochter Charlotte Gerson und seiner berühmtesten Patientin Beata Bishop. *(33, 34, 35)*

Die moderne Medizin hat sich mit dem Begriff der Schlacken leider immer wieder schwer getan und ihre Existenz abgestritten. Vielleicht wäre den Herren von der Universität ja der Begriff „Stoffwechselendprodukte" genehmer. Dass es diese gibt und dass unsere Zellen sich damit beschäftigen müssen, wurde vom Japaner Yoshinori Ohsumi jahrzehntelang studiert und dokumentiert, wofür er verdienterweise im Jahre 2016 den Nobelpreis für Medizin erhielt. *(36)*

Gerson hat dies in der Praxis wieder und wieder bewiesen – die etablierte Ärzteschaft hat er sich dadurch nicht zum Freund gemacht und an den Universitäten wird er bis heute komplett ignoriert.

(Von dieser Regel gibt es auch eine Ausnahme: 2007 wurde eine Fallstudie über sechs Krebspatienten veröffentlicht, von denen fünf ihre Krankheit mit der Gerson-Therapie überlebt hatten.) *(37)*

12. WEITGEHENDE IGNORANZ DES LEBENSWERKES VON DR. JOHANNA BUDWIG

Ziemlich ähnlich erging es Dr. Johanna Budwig. Ihre Behandlung beruhte weniger auf Entschlackung, sondern vielmehr auf der Vermeidung derselben. Ich persönlich würde sie als eine Weiterentwicklung der Gerson-Methode bezeichnen.

Dr. Johanna Budwig war gelernte Apothekerin und Pharmazeutin und erwarb später eine Heilpraktikerzulassung. Sie versuchte, auch Medizin zu studieren, wurde dabei jedoch so intensiv behindert, dass sie beschloss, ihren Gegnern auf akademischer Augenhöhe als Pharmazeutin zu begegnen und nicht als Medizinstudentin.

Fleisch, Industriezucker und veränderte Fette wurden vom Speiseplan entfernt, dafür die Kost durch hochenergetische und photonenreiche Nahrungsmittel ersetzt. Es entstand die sogenannte „Öl-Eiweiß-Kost". Basierend auf Erkenntnissen der Quantenphysik achtete Budwig darauf, dass so viele hochenergetische Sonnenphotonen wie möglich durch diese Kost in den Körper und damit in die Zellen kommen.

Sie beobachtete, dass Patienten nach Umstellung auf Öl-Eiweiß-Kost die Sonne besser vertragen. Dies habe ich selbst ausprobiert und kann den subjektiven Eindruck bestätigen.

Budwig ist aus meiner Sicht die erste Heilerin, die die Erkenntnisse der Molekularbiologie und der Quantenphysik für die Medizin zugänglich gemacht hat. Ich selbst bin leider weder Physiker noch Forscher, aber ich verstehe davon so viel, dass sie einen Weg gefunden hat, Licht, und damit die Quelle allen Lebens, auf der materiellen Ebene tief in die Zellen zu bringen. Das ist im Grunde genommen schon ein sehr spiritueller Ansatz.

Und so komplex das klingt, so simpel ist die Umsetzung: einfach Leinöl und Quark!

Im Laufe ihrer 20jährigen heilerischen Praxis konnte sie zeigen, dass die Öl-Eiweiß-Kost nicht nur gegen banale Beschwerden hilft, sondern auch ein außerordentlich wirksames Mittel gegen Krebs darstellt. Dies hat sie ausgiebig in eigenen Schriften und Vorträgen publiziert. *(38, 39, 40)*

Frau Dr. Budwig hat uns sehr viele dankbare Patienten und ein ungeheures Wissen hinterlassen. Sie wurde mehrfach für den Nobelpreis vorgeschlagen und hat ähnlich wie Linus Pauling noch weit jenseits des 90. Lebensjahres Vorträge vor Patienten, Interessierten und Wissenschaftlern gehalten.

Die Schulmedizin und unsere medizinischen Universitäten ignorieren sie und ihr Wissen bis heute komplett.

Die praktische Umsetzung der Budwig-Kost wurde auf dieser Plattform an anderer Stelle ausführlich beschrieben. *(41)*

13. IGNORANZ DES LEBENSWERKES VON ANDREAS MORITZ

Es wird wahrscheinlich niemanden mehr verwundern, dass sich die Liste der verdienten – aber ignorierten – Heiler fast beliebig fortsetzen lässt. Andreas Moritz ist einer von ihnen. Er praktizierte als Heilpraktiker in den USA Ayurveda und intuitive Heilkunde, widmete sich ebenfalls dem Krebsproblem und zeigte auf, wie man sich mit einer einfachen Lebereinigung binnen kurzer Zeit von vielen gesundheitlichen Problemen befreien kann. *(42, 43)*

Andreas Moritz verstarb bereits Ende 2012 im Alter von 56 Jahren – nicht ganz freiwillig möglicherweise. Er verstarb, nachdem er ein ganzes Buch über die Risiken und Gesundheitsgefahren des Impfens veröffentlicht hatte.

Aus diesem Grund empfehle ich auch momentan interessierten Lesern, sich seine vor 2012 gedruckten Bücher zu besorgen. Ich bin sehr misstrauisch geworden, ob nicht geschäftstüchtige „Nachlassverwalter" seine Erkenntnisse und Erfahrungen in den folgenden Auflagen verwässern, in der Hoffnung auf mehr Absatz und weniger Kritik.

Mit der von ihm perfektionierten Methode der Leber- und Gallenblasenreinigung lassen sich so lästige Erkrankungen wie Depression, Fettleber, Allergien, Herzerkrankungen und Krebs vorbeugen und heilen. Sogar die Sehkraft wird durch dieses Reinigungsverfahren deutlich verbessert.

Auch wenn es meines Wissens nach keine klinischen Studien zu diesem Verfahren gibt, so sind die Erfahrungen damit überwältigend und jeder Naturheilarzt sollte davon wissen.

14. VEGANE KOST IN DER BEHANDLUNG DER KHK – DIE ERKENNTNISSE VON DR. ESSELSTYN UND DIE ERGEBNISSE DER CHINA-STUDY

Diesen Absatz kann ich kurz halten. Dr. Esselstyn hat selbst umfangreich und humorvoll veröffentlicht. *(44, 45)*

Die China-Study wurde bereits umfassend von vielen Ärzten, darunter Rüdiger Dahlke als sicherlich prominentester Vertreter diskutiert und gewürdigt. *(46, weitere Quellenangaben dort)*

Zusammenfassend kann man sagen, dass eine pflanzenbasierte, nährstoffreiche und lebendige Kost in Kombination mit ausreichend Humor, Lebensfreude, Geist und Bewegung fast alle Krankheiten besiegen kann. Sie gehen schrittweise zurück, selbst wenn sie zuvor für unheilbar erklärt wurden.

Den Tod verhindert diese Methode nicht, aber der Mensch kann erfüllt und glücklich sterben – oder besser gesagt mit den Worten der östlichen Weisheit: seinen Körper verlassen. Eindrucksvoll hat dies auch der japanische Arzt Dr. N. Shioya mit seinem Lebenswerk belegt:

15. DER JUNGBRUNNEN DES DR. SHIOYA

Auch diesen Absatz kann ich auf das Wesentliche beschränken, da Dr. N. Shioya glücklicherweise seine Lebensleistung und seine Erkenntnisse sehr einfach verständlich und gut nachvollziehbar publiziert hat. *(47, 48)*

Meine Kernaussage ist, dass er mit der großen Weisheit der Japaner ein ganzes Leben als Hausarzt, Allgemeinmediziner und Heiler in Tokyo erfolgreich gemeistert hat und in seinen späteren Jahren noch erfolgreicher Vortragsredner und Golfchampion geworden ist. Was will man mehr?

Seine erfolgreiche Gesundheitsstrategie beruht neben der von ihm entwickelten und perfektionierten Atemtechnik auf viel täglicher Arbeit, einer sehr einfachen Ernährung auf Basis von Reis und Gemüse, einer offensichtlich langen und glücklichen Ehe und dem Mut, zu sich und seinen Erkenntnissen zu stehen.

16. IGNORANZ DER BEDEUTUNG DER SEELE, DER SELBSTHEILUNG, DER ACHTSAMKEIT UND DER LEBENSFREUDE

Diese drei Begriffe: Seele, Lebensfreude und Selbstheilung sind in allen medizinischen Lehrbüchern Fremdworte und kommen kaum oder gar nicht darin vor. Und doch ist es von alters her eine Binsenweisheit, dass es außer der Selbstheilung gar keine echte Heilung gibt.

Der Arzt, der Heiler, der Chirurg – sie alle machen mehr oder weniger gelungene Eingriffe in das System aus Körper, Geist und Seele ihres Patienten – ohne die Selbstheilung sind sie machtlos.

Wie wichtig beim Prozess der Genesung die Lebensfreude und der Humor sind, wird im klinischen Alltag heute ebenso vergessen – rühmliche Ausnahme ist hier lediglich der legendäre amerikanische Arzt Patch Adams, der 1945 geboren wurde und zum Glück immer noch unter uns weilt und seine Botschaft und Mission verfolgt.

Wenn er von der Ärzteschaft ernst genommen würde, dann würden wir in den Kliniken vielleicht nur noch tanzen, singen und Joints rauchen ... (das ist sicher mein ganz persönlicher Traum – Herr Adams, ich bitte um Verzeihung, falls ich da was falsch verstanden habe).

17. SCHLUSSBEMERKUNG

Die Liste der Verfehlungen der modernen Medizin ließe sich noch problemlos weiterführen, beispielsweise mit den unterschlagenen Werken von Dr. Norman W. Walker der Ignoranz des Schaffens von Prof. Higa und seinen effektiven Mikroorganismen oder nur mit der Nichtanwendung von Wasserstoffperoxid im klinischen Alltag. Nicht zu vergessen die Zerstörung der Werke von Wilhelm Reich, doch ich breche an dieser Stelle ab.

Entscheidend ist ja auch nicht: „noch mehr Informationen" sondern vielmehr die Erkenntnis, dass es noch so viel mehr gibt ... Viel mehr, als die Kartelle der Industriemedizin uns weismachen möchten.

Wir haben in den vergangenen Jahren sehr mutige und oft auch wirtschaftlich erfolgreiche Kämpfer für die gute Sache gesehen:

Dr. Matthias Rath, Robert Franz, Andreas Moritz, Rüdiger Dahlke... um nur die bekanntesten zu nennen. Die Liste ist sehr lang und man möchte ja auch niemanden übersehen. Dr. Klinghardt, Professor Spitz, Dr. van Helden.

Wäre es nun zu viel verlangt, wenn die Politik all die Gesetze zurücknimmt, die immer nur die Reichsten beschützt und die Schwächsten benachteiligt?

Wie kann es sein, dass die teuerste Chemotherapie trotz nachgewiesener Schädlichkeit und umstrittenen Nutzens bezahlt wird, während eine einfache Fastenkur nicht bezahlt wird und nicht einmal beworben wird von den Organen des „Gesundheits"ministeriums und den gesetzlichen Krankenkassen??

Man möge dem Autor dieses Artikels eine gewisse Radikalität und Entschlossenheit in diesen Worten nachsehen ... 20 Jahre als Arzt in einem menschenunwürdigen System der „kassenärztlichen Versorgung" sind nicht ganz spurlos an ihm vorbeigegangen. So viele Nachtdienste, so viele Notfälle, so viele Kranke und Tote nur um festzustellen, dass unsere Profitgier die Menschlichkeit überstimmt hat.

Ein neues Netzwerk von Ärzten, Heilern und Spitälern, in denen die Erkenntnisse der vergangenen 200 Jahren schrittweise, konsequent und preiswert umgesetzt werden – wäre das nicht eine schöne neue Welt?

Sie wäre erreichbar und machbar mit kleinen Schritten, ein wenig Geld und dem entschlossenen demokratisch – politischen Willen. Ich schließe meinen Vortrag mit einem Titel von Ann Wigmore: Why suffer? Warum um alles in der Welt wollen wir noch mehr leiden? *(49)*

Quellenangaben:

1) Biografisches Lexikon des Kaisertums Österreich (http://www.literature.at/ viewer.alo?objid=11782&viewmode=fullscreen&scale=3.33&rotate=&page=92)

2) „Enzyklopädie Medizingeschichte", 3 Teile; Werner E. Gerabek und Gundolf Keil, Julius-Maximilians-Universität Würzburg; Bernhard D. Haage, Universität Mannheim; Wolfgang Wegner, Universität Karlsruhe sowie mehr als 200 renommierte Autoren

3) https://karrierebibel.de/semmelweis-effekt/ Autor Jochen Mai

4) Linus Pauling: „Vitamin C und der Schnupfen" (1972 Verlag Chemie GmbH)

5) Ortiz M, Schnabel K, Cree M, Binting S, Lotz F, Teut M, Brinkhaus B, Wegscheider K: „Prävention in der Pflege – Naturheilkundliche Maßnahmen in Senioreneinrichtungen" (Eine prospektive, kontrollierte, vergleichende, explorative Kohortenstudie), Zentrum für Qualität in der Pflege, 2015

6) https://www.zentrum-der-gesundheit.de/ia-strophanthin-skandal.html#toc-die-wahre-ursache-des-herzinfarkts

7) http://www.strophantus.de/index.html

8) Al-Lamee R, Thompson D: „Percutaneous coronary intervention in stable angina" (ORBITA), Lancet 2017; doi: 10.1016/S0140–6736(17)32714–9

9) Christophersen (Pseudonym des Prof. für Anatomie und Pathologie Dr. med. habil. Wilhelm Dörr, Heidelberg (geb. 1914, †1996): „Der Schlüssel zur Infarktverhütung. Wirkungsmöglichkeiten eines Medikamentes" (Strophanthin), Vorwort von Prof. Dr. h.c. Manfred von Ardenne.

10) Apotheker A. Herbert: „Eine Dokumentation ambulanz-kardiologischer Therapie-Ergebnisse nach Anwendung oralen g-Strophanthins", 1984, Befragung von 3.650 Ärzten

11) Dr. Berthold Kern: „Die orale Strophanthin-Behandlung. Ärztliche Studie mit 136 praktischen Beispielen", 1951, 382 Seiten

12) Liu M, Jeong EM, Liu H, Xie A, So EY, Shi G, Jeong GE, Zhou A, Dudley SC: „Magnesium supplementation improves diabetic mitochondrial and cardiac diastolic function", Jr. JCI Insight, 10.1.2019

13) Tangvoraphonkchai K, Davenport A: „Magnesium and Cardiovascular Disease. Adv Chronic Kidney Dis.", Mai 2018

14) Correia LC et al.: „Relation of severe deficiency of vitamin D to cardiovascular mortality during acute coronary syndromes.", Am J Cardiol, Feb. 2013, 1;111(3):324-7.

15) Brøndum-Jacobsen P et al.: „25-hydroxyvitamin d levels and risk of ischemic heart disease, myocardial infarction, and early death: population-based study and meta-analyses of 18 and 17 studies.", Arterioscler Thromb Vasc Biol., 2012 Nov;32(11):2794-802.

16) ScienceDaily „Vitamin D Deficiency Increases Risk of Heart Disease, Danish Study Finds", 24.9.2012

17) ScienceDaily „Inadequate Levels of Vitamin D May Significantly Increase Risk of Stroke, Heart Disease and Death" 16.11.2009

18) Hoffer A, Osmond H, Smythies J.: „Schizophrenia; a new approach. II. Result of a year's research. J Ment Sci." Jan. 1954, 100(418):29–45

19) Hoffer A, Prousky J: „Successful treatment of schizophrenia requires optimal daily doses of vitamin B3", Altern Med Rev., Dez. 2008, 13(4):287-91.

20) https://www.naturafoundation.de/Wissenszentrum/Artikel/16578/abram-hoffer-und-die-orthomolekulare-psychiatrie
20a) http://www.orthomolecularvitamincentre.com/a_hoffer_schizophrenia.php
20b) http://www.orthomolecularvitamincentre.com/about.php

21) https://www.aerzteblatt.de/nachrichten/63206/Intermittierendes-Fasten-haelt-jung-und-gesund

22) Brandhorst S, Choi IY, Wei M, Morgan TE, Dorff TB, Longo VD: „A Periodic Diet that Mimics Fasting Promotes Multi-System Regeneration, Enhanced Cognitive Performance, and Healthspan" CLINICAL AND TRANSLATIONAL REPORT| VOLUME 22, ISSUE 1, P86-99, JULY 07, 2015

23) Michalsen A, Li C: „Fasting Therapy for Treating and Preventing Disease – Current State of Evidence.", Forsch Komplementmed 2013; 20:444-453
23a) ARTE Fasten und Heilen: https://www.youtube.com/watch?v=4tpBzkKbFVc

24) https://www.zentrum-der-gesundheit.de/copd-ernaehrung.html

25) Han Y, Zhang Y, Xie DP: „Effect of Chinese medicine intestine adjusting therapy on patients with respiratory failure caused by acute exacerbation of chronic obstructive pulmonary disease and undergoing noninvasive ventilation." Zhongguo Zhong Xi Yi Jie He Za Zhi. Aug. 2010, 30(8):814-8. Chinese

26) Haake M, Müller HH; Schade-Brittinger C et al. German: „Acupuncture Trials (Gerac) For Chronic Low Back Pain.", Randomized, Multicenter, Blinded, Parallel-Group Trial With 3 Groups, Arch Intern Med. 2007, 167(17):1892-1898.

27) http://www.gerac.de/index.htm

28) Hazekamp A, Grotenhermen F: „Review on clinical studies with cannabis and cannabinoids" 2005-2009, Institute Biology Leiden, Leiden University, The Netherlands

29) Munson AE et al.: „Antineoplastic Activity of Cannabinoids", JNCI: Journal of the National Cancer Institute, Volume 55, Issue 3, Sep. 1975, Pages 597–602

30) https://www.leafly.de/cannabis-studien/

31) http://www.3sat.de/mediathek/?obj=56820

32) https://www.zentrum-der-gesundheit.de/autophagozytose-eine-gesundheitsgarantie.html

33) „Eine Krebstherapie 50 Fälle: 30 Jahre klinische Erfahrung in der Behandlung fortgeschrittener Krebsfälle durch Diät-Therapie" von Max Gerson, AKSE-Verlag, Auflage: 2 (1.2.2016)

34) „Das Große Gerson Buch: Die bewährte Therapie gegen Krebs und andere Krankheiten" von Charlotte Gerson, MobiWell-Verlag; Auflage: 1., (1.6.2012)

35) „Ich sollte sterben" von Beata Bishop, Verlag: Heyne, 1995

36) https://www.spektrum.de/news/kein-leben-ohne-geregelte-selbstzerstoerung/1425083

37) Molassiotis A, Peat P: „Surviving Against All Odds: Analysis of 6 Case Studies of Patients With Cancer Who Followed the Gerson Therapy.", Integr Cancer Ther. März 2007, 6(1):80-8.

38) „Krebs, ein Fettproblem. Richtige Wahl und Verwendung der Fette." von Dr. Johanna Budwig, Hyperion Verlag, 7., 1956

39) „Der Tod des Tumors", Bd.1 und Bd.2., von Dr. Johanna Budwig, Selbstverlag, 1977

40) „Krebs - das Problem und die Lösung: Die Dokumentation." von Dr. Johanna Budwig, Taschenbuch, Sensei-Verlag, 11.12.2010

41) https://www.zentrum-der-gesundheit.de/oel-eiweiss-kost-budwig-ia.html

42) „Krebs ist keine Krankheit" von Andreas Moritz, Voxverlag.de, Auflage: 1, (4.5.2009)

43) „Die wundersame Leber- & Gallenblasenreinigung. Ein kraftvolles Verfahren zur Verbesserung Ihrer Gesundheit und Vitalität.", von Andreas Moritz, Voxverlag, Auflage: 6. (2008), Taschenbuch

44) Dr. Esselstyn: „Forks over Knives", zahlreiche Bücher und Videos im Handel erhältlich. Wissenschaftliche Artikel und Youtube-Videos gratis. vollständige Fassung der deutschen Übersetzung des Dokumentarfilmes (https://www.youtube.com/watch?v=UBAeA7AYrLg)

45) Caldwell B Esselstyn: „A Plant-Based Diet and Coronary Artery Disease: A Mandate for Effective Therapy" (https://www.ncbi.nlm.nih.gov/pmc/articles/PMC5466936/)

46) „Peace Food", von Rüdiger Dahlke

47) „Der Jungbrunnen des Dr. Shioya", von Nobuo Shioya, Taschenbuch, 1.9.2006

48) „Die Kraft strahlender Gesundheit: Neue Vitalität für Millionen Körperzellen", von Nobuo Shioya, Taschenbuch, 20.3.2006, Übersetzer: Wolfgang Höhn

49) Dr. Ann Wigmore: „Why Suffer? How I Overcame Illness and Pain Naturally", Englisch, Taschenbuch, 6.3.2013

50) https://www.aerzteblatt.de/archiv/89995/Ignaz-Philipp-Semmelweis-Retter-der-Muetter

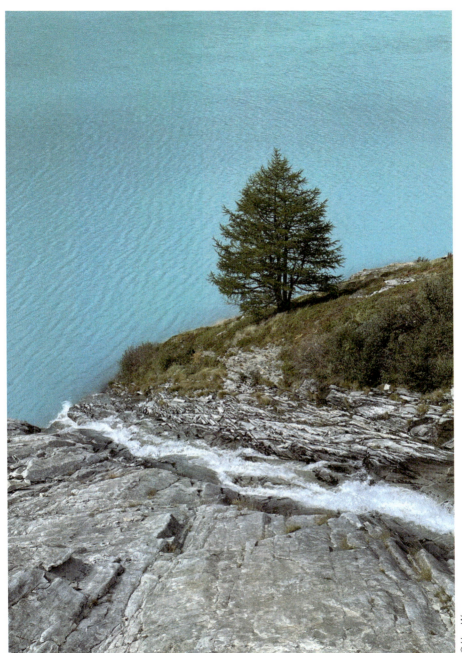

5
HEAL THE WORLD

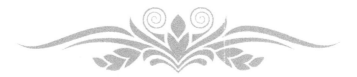

Dies ist ein Kapitel für die Träumer, die Idealisten, die Künstler und die Poeten. Für Menschen, die von Frieden und Liebe unter den Menschen träumen, von Mut und Ehrlichkeit und von Zentren tiefer Heilung und Meditation in jeder Stadt.

Die Welt der Menschen wird in dem Maße besser, in dem wir unser Herz wieder entdecken. Die Gefühle, die Achtsamkeit und die Weisheit der Intuition.

Alle Art von Obrigkeitshörigkeit und stumpfer Gesetzestreue sollte nach diesem Krieg der Vergangenheit angehören. Wer hätte 2020 gedacht, dass es so viele Menschen gibt, die einfach die sinnlosesten Anweisungen der Politik befolgen. Selbst so intelligente, erfolgreiche und berühmte Menschen wie Werner Kieser oder Eric Clapton wurden Opfer der Impfpropaganda. Eric Clapton hat überlebt. Werner Kieser nicht.

Letztendlich kann nur ein wachsendes Bewusstsein die Menschheit retten. Das Bewusstsein wächst, indem man Mut beweist und Tatkraft. Jeder, der sich entwickeln möchte, muss etwas wagen. Er muss eigene Erfahrungen machen und diese Erfahrungen in seine Seele integrieren.

Außer Mut und Tatkraft ist ein klarer Blick erforderlich. Dieser klare Blick entsteht in der Meditation.

SONGS FÜR TRÄUMER UND MACHER

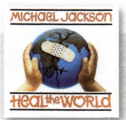

Michael Jackson
Heal The World

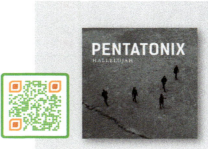

Pentatonix
Halleluja

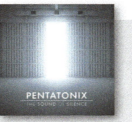

Pentatonix
Sound Of Silence

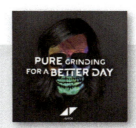

Avicii
For A Better Day

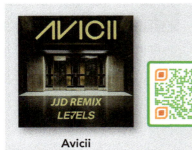

Avicii
Levels

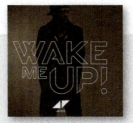

Avicii
Wake Me Up

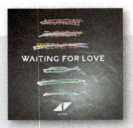   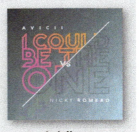

**Avicii
„Waiting For Love"**

Lasst uns nicht zu lange warten.

**Avicii vs
Nicky Romero
„I Could Be The One"**

 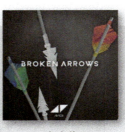

**Avicii
„Broken Arrows"**

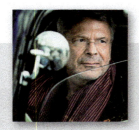 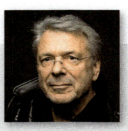

**Reinhard Mey
Nachtflug**

Das Leben gleicht immer einem Nachtflug, wenn es kein Licht gibt, was dich leitet.

**Reinhard Mey
„Ficus Benjamini"**

Intuitives Verständnis der Abgründe der Medizin und die Hilflosigkeit von Medizinern und Patienten.

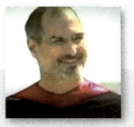

Steve Jobs' 2005 "Stanford Commencement Address"

You've got to find what you love. Death is very likely the single best invention of life. Stay hungry – stay foolish.

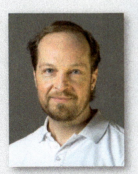

Dr. Jochen P. Handel

- Warum singen wir denn keine Lieder mehr?
- Warum küssen wir so wenig?
- Warum umarmen wir so kurz?
- Wann schauen wir uns wirklich in die Augen?
- Und wann schauen wir uns in die Seele?
- Warum haben wir so viele Versicherungen?
- Warum haben wir so wenig Mut?
- Warum haben wir so wenig Sehnsucht und gibt es für Herzblut auch eine Transfusion?
- Wieviel Geld kostet eine Lob und gibt es Inflation bei der Kritik?
- Wann haben wir zuletzt vor Glück geweint und was genau bedeutet eigentlich „verrückt"?

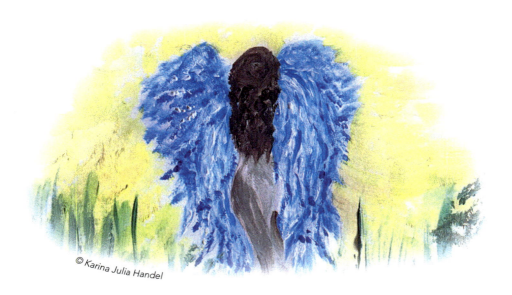

6

SCHÄDLICHE WIRKUNG UND NEBENWIRKUNG DER COVID-IMPFUNG ÜBERWINDEN UND AUSHEILEN

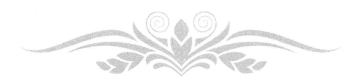

Dieses Kapitel richtet sich an all jene, die sich im guten Glauben haben impfen lassen.

**Die gute Nachricht gleich zuerst:
Selbst, wenn man durch die Impfung krank oder schwer krank geworden ist, gibt es begründete Hoffnung und auch Hilfe – und vielleicht wird man sogar wieder vollständig gesund.**

**Jeder bewusste Atemzug ist ein Akt der Selbstheilung,
der Reinigung und natürlich des Lebens.**

Das Gesundwerden oder vielleicht besser – das gesünder werden gelingt allerdings eher nicht mit den Methoden der sogenannten „Schulmedizin". Dort winkt die Invalidität oder der sichere Platz auf dem Friedhof.

Für die tiefsten und schlimmsten Krankheiten müssen die einfachsten und wirkungsvollsten Heilmittel gefunden werden. Die tiefste Krankheit der Corona-Zeit ist nicht das Virus, auch nicht der Impfstoff, sondern die Angst und damit die Bereitschaft zur Lähmung, zu irrationalem und schädlichem Verhalten, zu Folgefehlern und zur Verblendung.

Ich möchte an dieser Stelle allen geimpften Patienten, die diesen Schritt bereuen, eine Sache klar machen: Wenn Sie dieses Buch lesen, dann steht fest – Sie atmen noch, Sie leben noch.

Diese Impfung, so gesundheitsschädlich sie offensichtlich auch sein mag, hat nicht nur Nachteile, sondern auch ein paar handfeste Vorteile, doch dazu später.

Die Angst zu besiegen ist das Wichtigste, doch selbst wenn jeder Bürger seinen eigenen persönlichen Psychotherapeuten hätte, wäre es auf diesem Wege nicht möglich, die Angst aufzulösen. Gute Freunde sind wieder gefragt und die Bereitschaft, der Mut, sich in verschiedenen Lebenslagen im Spiegel anzusehen.

Der Mut und die Bereitschaft, sich selbst in die Augen zu sehen. Und das meine ich nicht nur im übertragenen Sinne, sondern ganz real. Einfach und direkt.

Es hilft meiner Meinung nach am allermeisten, mit der Stufe 4 der Hierarchie der Heilkunde anzufangen: der Ernährung, zu der ich ebenfalls die medikamentöse Therapie zähle.

Eine rohkost- und pflanzenbasierte Ernährung steigert die Effektivität des Immunsystems und die körperliche Leistungsfähigkeit am allermeisten. Die Familie Esselstyn hat dies mit ihren Dokumentarfilm „The Gamechanger" eindrucksvoll belegt.

Zusätzlich empfehle ich für die körperliche Ebene noch die Einnahme mindestens eines „Allheilmittels" um die Impfstofffolgen zu minimieren:

CDL, Vitamin C und Wasserstoffperoxid scheinen mir dabei die effektivsten Mittel zu sein. Allerdings sollte man sich für eines dieser drei Mittel entscheiden und nicht einfach wahllos alle drei zu sich nehmen.

Strophanthin ist praktisch jedem geimpften Patienten zu empfehlen.

Ich muss an dieser Stelle ausdrücklich darauf hinweisen, dass die obige Behandlungsempfehlung auf der Erfahrung des Autors als Arzt beruht sowie auf logischen Erwägungen. Langzeiterfahrungen werden gerade gesammelt und es laufen sogar aktuelle wissenschaftliche Studien – wer hat sie verstanden?

Alle die genannten „Allheilmittel" gehören zu den unterdrückten und totgeschwiegenen Möglichkeiten der sog. Schulmedizin. CDL, Vitamin C und Strophanthin haben jeweils einen eigenen und sehr großen Kreis von Unterstützern, es gibt eine hervorragende Studienlage und einen großen Erfahrungsschatz bei allen drei Mitteln. Es gibt anwendende Ärzte, Selbsthilfegruppen und Facebookgruppen.

Wasserstoffperoxid hat nach meiner Beobachtung den kleinsten Kreis von Fans und Unterstützern – ich habe hervorragende Erfahrungen mit allen vier Mitteln gemacht.

Allen vier Mitteln ist eines gemeinsam: sie sind zu gut, zu effektiv, sie schaden nicht und – sie sind schlecht für das Geschäft mit der Krankheit. Deshalb müssen sie unterdrückt werden.

Die Stufe vier in der Hierarchie der Heilkunde ist meiner Ansicht nach die einfachste und praktikabelste für den verunsicherten (impfgeschädigten) Patienten für den Beginn des Heilungswegs.

Von folgendem Protokoll sind Notfälle ausgenommen. Lebensbedrohliche Zustände können akut vorliegen oder potentiell, das bedeutet, sie bahnen sich an. Meine Beschreibungen in diesem Kapitel ersetzen nicht ein gutes Buch über Notfallmedizin!!

Ein körperlicher Notfall besteht unter folgenden Bedingungen:
- *blaue Lippen*
- *systolischer Blutdruck unter 100 mmHg*
- *Puls über 100 Schläge pro Minute*
- *Sauerstoffsättigung unter 90%*
- *graue Gesichtsfarbe*
- *extreme Schweißausbrüche ohne körperliche Anstrengung*
- *Luftnot*
- *Schmerzen oder Druckgefühl auf der Brust*
- *Kein Urinabgang über mehrere Tage (Verdacht des Nierenversagens)*
- *Bewusstlosigkeit*

Wer besorgt ist um seinen Gesundheitszustand, sollte in folgende Geräte und Fähigkeiten investieren:
- *Puls-Oxymeter*
- *Blutdruckmessgerät*
- *ggf. eine gute Pulsuhr*

Außerdem ist es von großem Vorteil, wenn man seinen eigenen Puls messen kann (Radialis und Carotis). Ich musste in den vergangenen 30 Jahren immer wieder feststellen, dass erstaunlich viele sehr intelligente Menschen dies nicht können.

Liegt ein auch nur potentiell lebensbedrohlicher Zustand vor, dann ist sofort ein erfahrener Notarzt zu rufen.

DAS PROTOKOLL:
SEELISCHE AUSWIRKUNGEN DER CORONA-IMPFUNGEN

- *Distanzierung des „Opfers" von seinem eigenen Innenleben*
- *eine gewisse Willenlosigkeit*
- *Verlust des Zugangs zum eigenen Innersten (falls dieser Zugang jemals zuvor offen war),*
- *Verlust des Zugangs zum Herzen*
- *Sterbewunsch (bewusst oder unbewusst)*

MENTALE SYMPTOME

- oft Unklarheit der Gedanken und Wünsche
- große Schwierigkeit, klar und strukturiert zu denken oder zu sprechen
- Gedankensprünge und Gedankenabbrüche
- Gedächtnislücken
- dementielle Aspekte

EMOTIONALE SYMPTOME

- Emotionale Aufgewühltheit und Aggressionen
  (vor allem in den ersten Wochen nach der Impfung)
- eine gewisse Härte im Auftreten
- roboterhaftes Verhalten
- offensichtlich angestrengter und manchmal verzweifelter Versuch,
  zu „funktionieren"

KÖRPERLICHE SYMPTOME

- sehr viele unterschiedliche Symptome und Störungen auf körperlicher Ebene, die zum großen Teil mit dem Entstehen von Mikrothromben und Durchblutungsstörungen an verschiedenen Organsystemen erklärt werden können (durch das sogenannte „Spike Protein")
- Dr. Sherry Tenpenny hat inzwischen 40 verschiedene Mechanismen aufgezählt, mit denen die Impfung die Geimpften auf unterschiedlichen Wegen schädigt.

Gehäuft beobachtet werden:
- hartnäckige Kopfschmerzen
- Hautsymptome mit Petechien (v.a. Unterschenkel)
- Nervensymptome mit starker Schmerzüberempfindlichkeit
  („kann mich selbst nicht mehr anfassen")
- Diffuse Körperschmerzen, Erkältungssymptome
- lokale Schwellungen an Gelenken oder Weichteilen
- erhöhtes D-Dimer, Gerinnungsstörungen, ausgeprägte Blutungsneigung
  oder Neigung zu Blutergüssen, Thrombosen
- Verschlimmerung einer chronischen Grunderkrankung
- Epileptische Anfälle
- Herzmuskelentzündung
- Sehstörungen, Tinnitus
- Fieber und Lymphknotenschwellung

- erneuter Ausbruch einer überwunden geglaubten chronischen Erkrankung (z.B. MS oder Krebs)
- Herzinfarkte, Schlaganfälle
- Blutbildstörungen, Abfall der Thrombozyten

THERAPEUTISCHE ANSÄTZE

körperlich:
Die körperlichen Auswirkungen der Impfung (Nano-Partikel, Graphenoxid, Spike Protein und direkte Gifte) müssen so gut wie möglich unschädlich gemacht werden, um Blockaden bei Selbstheilungsprozessen aufzulösen.

Dazu empfehle ich folgendes Vorgehen in dieser Reihenfolge:
- *Vitamin C mind 8-12 g/Tag oral oder 15-22,5 g 3-5 mal pro Woche i.v.*
- *Vitamin D Spiegel erhöhen auf mindestens 80-120*
- *Magnesium, Gluthation, Zink, Selen, Omega 3 ... je nach Bedarf*
- *Hochdosiert Vitamin-B-Komplex bei Nervenschäden*
- *Prednisolon / Budesonid zur Abwendung lebensgefährlicher Verläufe*
- *Heparinisierung des Patienten oder ggf. alternative Methoden zur Hemmung der Blutgerinnung (alternativ evtl. Nelkenöl, Nattokinase, OPC, Ingwer und Zimt...)*
- *weitere pflanzliche Mittel: Löwenzahn, Kiefernadel, Artemisia annua*
- *ggf. Aspirin 50-100 mg/Tag zur Thrombozytenaggregationshemmung*
- *ACC 600 mg (N-Acetyl-Cystein) 1-2 x täglich*
- *Wasserstoffperoxid per os (3%ige Lösung weiter verdünnt nach Dr. Jochen Gartz), inhalativ, oral oder intravenös*
- *evtl. CDL (Al-Protokoll nach Andreas L. Kalcker/COMUSAV)*
- *Sauerstoff-Ozon-Behandlung*
- *äußerliche Anwendungen, Behandlung mit Eis, ggf. Cannabis zur Schmerzlinderung*
- *möglicherweise gibt es vielversprechende physikalische Ansätze aus der Schwingungs- und Frequenzmedizin, die derzeit aber noch sehr unbekannt sind (Quantenheilung, SwissPowerTube, Biothron,...)*

Maximal 5 verschiedene Mittel sollten parallel angewandt werden. Es hilft nicht, einfach alles mögliche einzunehmen. Alle Medikamente müssen sehr achtsam, bewusst und mit größtmöglicher Sorgfalt gegeben und eingenommen werden. Wir wollen nicht, dass die Patienten an der Behandlung sterben, wie offenbar so oft bei aggressiven Corona-Behandlungen geschehen.

Alle Patienten profitieren von:
- *Meditation, Tanz, Musik und Gebet*

Niemand soll glauben, dass man nichts mehr machen könne, da dies schließlich eine „Genspritze" sei. Unsere Gene folgen in hohem Maße unseren Gedanken, Gewohnheiten und Verhaltensweisen. Dr. Bruce Lipton hat mit seinem herausragenden Werk „Intelligente Zellen" als einer der Pioniere der Epigenetik längst belegt, dass nicht unsere Gene uns, sondern wir unsere Gene steuern.

Was die eigene Lebensenergie in Kombination mit der schöpferischen Kraft der Gedanken zu leisten vermag, hat Dr. N. Shioya in seinen Büchern und Vorträgen und mit seinem ganzen 105 Jahre langen Leben bewiesen!! („Der Jungbrunnen des Dr. Shioya")

- *Bei der Ernährung sind einfache, nahrhafte und vitalstoffreiche Gerichte zu empfehlen. Evtl. sogar reine Rohkost oder eine Saftkur (nach Max Gerson oder Anthony William). Im Einzelfall kann auch eine Fastenkur oder Intervallfasten von großem Nutzen sein.*
- *Eine Leberreinigung nach Andreas Moritz kann die Selbstheilungskräfte enorm steigern. Ein erfahrener Therapeut sollte hier zu Rate gezogen werden.*
- *Ein hoher Anteil an Leinöl, am besten mit den Gerichten der Öl-Eiweiß-Kost nach Dr. J. Budwig ist zu empfehlen.*

Die regelmäßige Kontrolle von Blutbild, CRP und D-Dimer und ggf. T-Zell-Immunität ist dringend zu empfehlen. Ebenso die regelmäßige Untersuchung des Blutes in der Dunkelfeldmikroskopie.

Emotionale und mentale Störungen verbessern sich zumeist automatisch mit zunehmender körperlicher Gesundheit und Entgiftung sowie Zunahme der Lebensenergie. Selbstverständlich kann im Einzelfall eine emotionale oder mentale Heilung im Vordergrund stehen oder notwendig sein.

Die Rückgewinnung der seelischen Kraft, des eigenen freien Willens und des Lebensantriebs ist nur unter größtmöglicher Anstrengung seitens des Patienten möglich. Die Kraft für diese Anstrengung findet mancher erst im Angesicht des sicheren Todes.

Der Arzt hat hier seine Arbeit getan. Der Patient muss seine neu gewonnene Gesundheit nutzen, um mit sich, der Natur und Gott ins Reine zu kommen – ansonsten wird er früher oder später dem nächsten „Seelenfänger" zum Opfer fallen.

Yoga und Meditation (mindestens 2-4 Stunden täglich) sind dabei eine großartige Unterstützung – vielleicht der einzige sichere Weg in das eigene Zentrum. Musik, Tanz und Spaziergänge in der Natur sind enorm hilfreich, ebenso der Kontakt mit guten und ehrlichen Freunden und lieben Menschen.

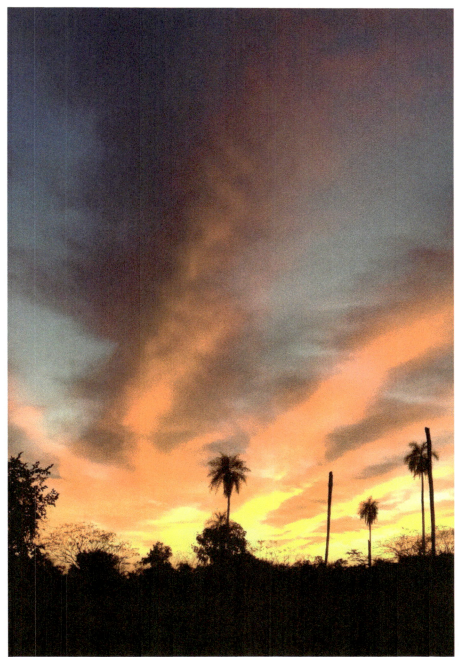

6.1 DREI EINFACHE REZEPTE FÜR DIE ÜBERWINDUNG EINES IMPFSCHADENS

Sehr viele Menschen hatten vor allem zu Beginn der Corona-Krise das Gefühl, „im falschen Film" zu sein. Was die Regierungen und die Behörden ihnen vermitteln wollten, entsprach überhaupt nicht ihrem Weltbild und ihren Erfahrungen oder Wünschen.

Vielleicht haben Sie – falls Sie einen Corona-Impfschaden bei sich befürchten, jetzt auch das Gefühl, im falschen Film zu sein. Können wirklich praktisch alle Regierungen der Welt Betrüger sein?

„Meistens belehrt uns erst der Verlust
über den Wert der Dinge."

Arthur Schopenhauer (22.02.1788 bis 21.09.1860)
deutscher Philosoph, Autor und Hochschullehrer

„Es heißt, dass das Leben in seiner schlichtesten Form
eine Schlacht der Willenskraft ist."

Filmzitat „The Gray Man" –
teuerste Netflix-Produktion aller Zeiten

„Die Gesundheit ist nicht alles,
aber ohne Gesundheit ist alles nichts."

Arthur Schopenhauer

Schon zu früheren Zeiten hatten Impfungen unerwünschte Nebenwirkungen. Wer jemals die Schreie der Babys in den Tagen nach einer Impfung gehört hat, wird wissen, was ich damit meine. Dr. Klaus Hartmann ist es zu verdanken, dass er den pathophysiologischen Mechanismus für die Nervenschmerzen und „Nervenschreie" aufgeklärt hat.

Die Folgen der ausufernden Impfindustrie waren bereits vor der Corona-Krise alles andere als ein aufgeklärtes Feld. Aus meiner Sicht gehören zahlreiche Fälle von plötzlichem Kindstod, Allergien, kindlichen Pneumonien, Pseudokrupp-Anfällen, Asthma und viele weitere Krankheiten dazu. Am aufsehen erregendsten waren in der Vergangenheit die Forschungsergebnisse von Dr. Andrew Wakefield, der eine eindeutige Korrelation von Fällen von Autismus mit der MMR-Impfung nachweisen konnte. Sowohl klinisch wie auch pathophysiologisch. Unter seiner Leitung entstanden die Vaxxed-Filme.

In der jüngsten Vergangenheit konnte der kalifornische Anwalt Greg Glaser nachweisen, dass es die ungeimpften sind, die die gesündesten Menschen der Gesellschaft bilden (https://physiciansforinformedconsent.org/leadership/greg-glaser-jd/).

Die zahlreichen feinstofflichen Auswirkungen von Impfstoffen auf das Körper-Geist-Seele-Gefüge wurden in der Anthroposophischen Medizin schon sehr eindrücklich beschrieben. Zuletzt im Buch von Thomas Mayer „Corona-Impfungen aus spiritueller Sicht".

Die aktuellen mRNA -„Impfungen" sind genaugenommen genetische und feinstoffliche Eingriffe in den Organismus des Menschen und haben außer der offiziellen Titulierung als Impfstoff und vielleicht noch der Verharmlosung als „kleinem Pieks" überhaupt nichts gemein mit den althergebrachten Impfstoffen. Entsprechend schwieriger ist es, einen entstandenen Schaden, wenn er denn erkannt wird, auch tatsächlich wieder loszuwerden, also zu überwinden oder auszuheilen. Man kann ja schließlich nicht einfach ein Ersatzteil bestellen und einbauen.

Es gilt hier auch weiterhin die goldene Regel, dass für die schlimmsten Krankheiten die einfachsten und damit wirksamsten Heilmittel gefunden werden müssen.

DIE EINFACHSTEN REZEPTE

1. Der Atem
„Was euch wie das Schwächste und das Verwirrteste in euch erscheint, ist in Wahrheit das Stärkste und das Entschlossenste. War es nicht euer Atem, der das Gerüst eurer Knochen errichtete und hart werden ließ?" (Khalil Gibran – Der Prophet)

2. Der bewusste Wille
Wieviel Anstrengung ist Ihnen Ihr Leben, Ihre Gesundheit wert?

3. Der Humor
Ohne ein Lachen und eine gewisse humorvolle Distanz ist die Gesundheit später auch nicht viel wert.

4. Die Fachkenntnis
Dieses Buch kann Fachkenntnis vermitteln und auf Fachkenntnis verweisen, erfahrene Notfallmediziner bringen Fachkenntnis mit – Florian Schilling „PostVakzinSyndrom",

Ärztevereinigungen wie: Aletheja, COMUSAV, Ärzte für Aufklärung, Ärzte für eine freie Impfentscheidung, Doctors for COVID ethics a.u.

5. Die Erfahrung
Erfahrung kann nur ein jeder selbst sammeln und sich erwerben. Sie kann nicht wie blosses Wissen vermittelt oder gelehrt werden.

Gäbe es eine Gegenimpfung, eine Gegenspritze von der Industrie, dann wäre es einfach. Vielleicht wird das ja noch eines Tages erfunden und freigegeben. Ein individueller Lern- und Erfahrungsprozess kann aber niemals von einer Maschine oder einer Spritze ersetzt werden.

FALLBEISPIEL UND GENESUNGSREZEPT NR. 1

Symptome:
- *Wesens- bzw. Charakterveränderung*
- *Depression*
- *parkinsonähnliche Veränderung der Motorik*
- *erhebliche emotionale Spannungszustände*
- *Patientin ist leicht übergewichtig und kardiopulmonal stabil, in Grenzen sogar sehr gut arbeitsfähig.*

Therapeutische und heilkundliche Ansätze:
- *Bei der deutlich erkennbaren Charakterveränderung helfen aus meiner Sicht nur gute Freunde oder der Familienzusammenhalt.*
- *als Allheilmittel empfehle ich täglich 4-8 g Vitamin C*
- *Strophanthin probatorisch auch zur vegetativen Regulierung – falls sich dies als zu mild erweist, vorübergehende Gabe von Benzodiazepinen (z.B. Tavor, Temesta)*
- *Eine Fastenkur von 7 Tagen (Buchinger Fasten). Falls das von der Patientin nicht toleriert wird, kann ersatzweise auf eine einfache Schonkost umgestellt werden (Reis und Gemüse), um damit die Selbstheilungskräfte maximal zu stärken.*
- *Wege raus aus dem Verstand und rein ins Herz und damit in den gesunden Menschenverstand sind unbedingt zu empfehlen. Beispiele, wie das gehen kann sind Gartenarbeit und andere einfache Tätigkeiten wie singen, malen oder musizieren, wandern, stricken, nähen oder saubermachen. Bewusste Arbeit an Herzensqualitäten und Fähigkeiten.*
- *Wöchentliche Kontrolle des Behandlungsfortschrittes beim Arzt und Therapeuten. Laborkontrolle und Dunkelfelduntersuchung.*

FALLBEISPIEL UND GENESUNGSREZEPT NR. 2

Symptome:
- *körperlicher Leistungsverlust*
- *erhöhte Müdigkeit und stark gesteigertes Schlafbedürfnis*
- *Störungen bei der Denkfähigkeit*
- *Streit mit Lebenspartner und im Freundeskreis*

Therapeutische und heilkundliche Ansätze:
- *täglich 4-8 g Vitamin C*
- *Vitamin-D-Spiegel auf 120 steigern*
- *Einsatz von Wasserstoffperoxid prüfen*
- *einfaches kognitives Training (Kreuzworträtsel, Sudoku, Buch: „Die Kunst des klaren Denkens")*
- *Yoga und Wanderungen zur Verbesserung des Flusses der Lebensenergie im Körper*
- *Arbeit an den eigenen Konflikten und den eigenen Emotionen.*
- *Regelmäßige Kontrolle der Laborwerte einschließlich Dunkelfelddiagnostik*

FALLBEISPIEL UND GENESUNGSREZEPT NR. 3

Symptome:
- *körperlicher Leistungsverlust, fühlt sich erschöpft, nicht fit, mag nicht mehr joggen*
- *ca. 7 Monate nach der 2. Impfung auffälliger Lymphknoten im Halsbereich. Kein Karzinom.*
- *Subjektiv kein Zusammenhang der Beschwerden mit der Impfung*

Therapeutische und heilkundliche Ansätze:
- *Beginn mit frisch gepressten Obst- und Gemüsesäften nach Dr. Norman Walker zur Steigerung der Leistungsfähigkeit*
- *Umfelddiagnostik: Dunkelfeld, D-Dimer, Fe, Ferritin, Transferrin, Blutbild, Vitamin-D-Spiegel, MüdeLabor…*
- *Ggf. weitere Therapie nach A. William*

6.2 AUSLEITUNGSPROTOKOLLE
GASTKAPITEL VON BRIGITTA ZAHLER

AUSLEITEN VON GRAPHENOXID

Ein sehr großer Anteil der mRNA-Impfstoffe besteht aus Graphenoxid. Nach einer Impfung oder Shedding-Problemen ist die oberste Priorität, den Körper von den negativen Auswirkungen des Spike-Proteins zu schützen, Graphenoxid schnellstmöglich abzubauen und auszuscheiden.

Graphenoxid besteht auf einer Kohlenstoffbasis, Nanomaterial und ist stark magnetisch. Es ist ein störender Leiter und es reagiert auf elektromagnetische Strahlung (z.B. G5-Antennen). Gaphenoxid hat sich in Studien als extrem giftig erwiesen – zytotoxisch als auch genotoxisch. (Dr. Robert Young, Biochemiker, Mikrobiologe)

Nach einer Impfung kann es zu Reizleitungsstörungen im Körper kommen: Thrombosen in allen Organen, Schlaganfall, kognitives Denken beeinträchtigen, aber auch Herzrhythmusstörungen und Herzmuskelentzündungen verursachen. Das sind nur einige Beispiele.

Oberste Priorität:
- *Gesunde, möglichst biologische Ernährung*
- *Einschränkung oder Verzicht auf tierisches Eiweiß, Fleisch, Zucker, ungesättigte Fettsäuren*
- *eventuell Fasten oder Intervallfasten (12/12 oder 10/14)*
- *Saunagänge zum Entgiften*
- *Immunsystem stärken!*

SHEDDING-PROBLEME

Möglicherweise können Spikeproteine von Geimpften über die Atemluft, Haut oder Körperflüssigkeiten wie Schweiß, Speichel und Sperma an Ungeimpfte übertragen werden (= Shedding).

Das kann auch für Ungeimpfte zu Problemen führen. Nach Kontakt mit Geimpften wurde von Symptomen wie Menstruationsbeschwerden, Hautauschlägen, Schwindel, Herzproblemen etc. berichtet.

HAUPTMITTEL

Glutathion
- *ist eines der wichtigsten Antioxidantien = Meister der Entgiftung*
- *ist ausschlaggebend, da Graphenoxid große Glutathionreserven verbraucht*

NAC
600-750mg
- *N-Acetylcystein ist in eiweißreichen Nahrungsmitteln enthalten*
- *baut Graphenoxid ab*
- *hat eine eigenständige Wirkung in Bezug auf Covid-19 und das Spikeprotein*
- *wirkt antiviral, entzündungshemmend und überschießenden Immunreaktionen entgegen*
- *sollte unbedingt nach mRNA-Impfungen und zum Schutz vor Shedding eingenommen werden*
- *soll wirksamer sein als Glutathion, da es dieses aufbaut*
- *Sollte unverzichtbar mit Zink zusammen eingenommen werden*

Quercetin
500mg (1 Kapsel)
- *Nahrungsergänzung und starkes Antioxidant*
- *kann auch vorbeugend in der virusbelasteten Zeit (Herbst/Winter) eingenommen werden*
- *hemmt die Viruslast*
- *Antihistaminikum*
- *als Prophylaxe reicht eine Kapsel pro Tag*

Vitamin C
- *4.000-8.000 mg/Tag*

Zink
- *25 mg (1 Kapsel)*

Kiefernadeltee
- *Antioxidant mit viel Vitamin C*
- *schleimlösend*
- *Schwangere dürfen keinen Kiefernadeltee trinken, denn er könnte zu einem Abort führen*

Vitamin D3
- *vor allem im Herbst-Winter-Halbjahr, 2.000-10.000 IE*

Omega-3-Fettsäuren
- *Öl oder Kapseln*

Astaxanthin
5 mg
- *Schutz der Zellen gegen oxidativen Stress*
- *für Blutgefäße, Haut und Augen*

Silybum marianum (Mariendistel)	• *Antioxidant* • *Leber- und Magenschutz von CERES*
Taraxacum (Löwenzahn)	• *Ausleitung* • *Entgiftung über die Leber von CERES*
Melathonin 1 mg	• *Strahlenschutz*
Toxaprevent medi pur	• *Entgiftung des Darms, ohne das Gift wieder in den Stoffwechsel zu bringen* • *2x3 Kapsel/Tag*

In der Regel werden alle Mittel vor oder mit dem Frühstück eingenommen, da sie auf nüchternen Magen leichter vom Körper absorbiert werden.

Nach dem Ausleiten von Graphenoxid empfehle ich eine 3-monatige Sanierung des Verdauungstrakts mit Toxaprevent, 3 Kapseln am Morgen, mindestens eine Stunde vor dem Frühstück und 3 Kapseln kurz vor dem Schlafengehen. Es ist ein Zeolith, leitet die Giftstoffe aus dem Körper, ohne sie wieder in die Zellen zu bringen.

Quercetin ist ein ausgezeichnetes Nahrungsergänzungsmittel zur Stärkung des Immunsystems und hemmt die Viruslast. Empfehlung: täglich eine Kapsel (500 mg) am Morgen von Herbst bis Frühling. Anstatt Quercetin kann Glutathion hochdosiert zur Stärkung des Immunsystems über einen längeren Zeitraum eingenommen werden.

AUSLEITEN VON GRAPHENOXID NACH DER IMPFUNG ODER BEI SHEDDING-SYMPTOMEN

Tägliche Dosierung:

morgens:
- *NAC*, 1 Kapsel (500-750 mg), baut Glutathion auf, <u>unverzichtbar</u>
- *Vitamin C*, (1.000-8.000 mg), <u>unverzichtbar</u>
- *Zink*, 1 Kapsel (25mg), <u>unverzichtbar</u>
- *Vitamin D3*, 2.000-10.000 IE
- *Quercetin*, 1 Kapsel (500 mg)
- *Astaxanthin*, 1 Kapsel (5 mg)
- *Mariendistel*, 3 Tropfen, morgens in ein wenig Wasser

abends:
- *Melatonin*, 1-3 mg
- *Mariendistel*, 3 Tropfen, abends in ein wenig Wasser

Die Maßnahmen müssen über einen längeren Zeitraum durchgeführt werden, da die Möglichkeit besteht, dass nach der Impfung über Monate Spike-Proteine produziert werden. Zumindest bis wir Klarheit darüber haben, wie lange und in welchen Mengen Spike-Proteine erzeugt werden und ob es nach einem Einbau in die DNA Möglichkeiten und Wege gibt, diese wieder rückgängig zu machen.

Nach dem gleichen Prinzip macht es Sinn, Ungeimpfte zu schützen, solange wir nicht wissen, ob eine Übertragung von Geimpften auf Ungeimpfte stattfinden kann.

WAS IST GRAPHENOXID?
Hans Peter Freiherr von Liechtenstein

Graphenoxid ist ein kohlenstoffbasiertes 2D-Nanomaterial, welches durch die Reaktion von Graphit mit einem starken Oxidationsmittel hergestellt wird. Graphenoxid ist ein starker Leiter, stärker als Aluminium und reagiert auf elektromagnetische Strahlung.

Laut Nicola Tesla baut unsere ganze 3D-Welt auf den Zahlen 3, 6 und 9 auf. Die 3 steht für den die Energie, den Impuls; die 6 für die Frequenzübertragung; die 9 für die Vibration. Also: die 3 ist der Impuls, die 6 die Übertragung und die 9 die Schwingung, Vibration.

Bei Graphenoxid handelt es sich um eine Substanz, die die Zahl 6 ausschaltet, unterbindet. Der Impuls wird gesetzt, die Weiterleitung wird unterbunden, somit kann die Vibration nicht erfolgen. Wir haben also am Ende keine positive Aktion. Das kann erklären, warum Folgeschäden durch die Impfung Reizleitungsstörungen sind, da die Übertragung gestört wird: des Herzens, des Gehirns und der Gefäße (Schlaganfall, Herzmuskelentzündung, aussetzen von kognitiven Denkfunktionen etc.). Das Graphenoxid reduziert praktisch die Wirkungsweise auf 2D, wobei wir Menschen uns körperlich auf der 3D-Stufe befinden. Das bedeutet, dass eine Materie von 3D auf eine niedrigere Stufe von 2D verdichtet wird.

Brigitta Zahler

Bei Rückfragen wenden Sie sich bitte an die Autorin:
E-Mail: *brigittazahler@bluemail.ch*

6.3 ANTI-IMPF-PROTOKOLL DER COMUSAV

COMUSAV (Coalición Mundial Salud y Vida) ist eine weltweite Vereinigung für Gesundheit und Leben und international in mehr als 25 Ländern vertreten. Sie bringt Ärzte, Wissenschaftler und Angehörige der Gesundheitsberufe aller Fachrichtungen, sowie alle an Gesundheit interessierten Menschen zusammen. COMUSAV fordert und fördert eigenverantwortliches Handeln in Bezug auf ganzheitliche Gesundheit und alternative Therapien.

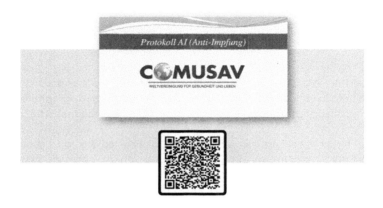

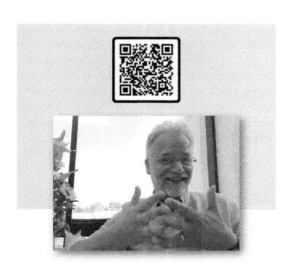

6.4 DIE HOMÖOPATHISCHE AUSLEITUNG – GASTKAPITEL VON ANDREAS BACHMAIR

Wir erleben seit beinahe 3 Jahren eine außergewöhnliche Situation mit Corona. Auf der ganzen Welt werden Menschen in Angst und Panik versetzt und als vermeintliche Lösung bietet man neu konzipierte Impfstoffe an, um die Menschen vor der Krankheit zu schützen. Diese Impfstoffe verursachen bei sehr vielen Impfschäden, welche teils sofort, teils erst nach Wochen oder Monaten auftreten und von offizieller Seite aber nichts mit den Impfungen zu tun haben.

VITA THERAPIE:
BEHANDLUNG VON IMPFSCHÄDEN UND IMPFFOLGEN

Ich habe vor über 30 Jahren eine ähnliche Geschichte erlebt. Ich wurde damals von einem Hund gebissen, von dem ich völlig unbegründet annahm, dass dieser Tollwut habe. Ich hatte Angst, dass ich Tollwut bekommen werde und sterben würde. Das Einzige was mir noch helfen konnte, war die Tollwutimpfung. Ich ließ mich also aus Angst vor der Tollwut impfen und entwickelte ein halbes Jahr später einen Diabetes mellitus. Dieses einschneidende Ereignis führte dazu, dass ich meine berufliche Ausrichtung änderte und nach meinem Betriebswirtschaftsstudium Heilpraktiker wurde. Den Zusammenhang des Diabetes mit der Impfung erkannte ich erst während meiner Ausbildung und begann, mich mit der Behandlung von Impfschäden zu beschäftigen. Dabei stieß ich auf Tinus Smits, einen holländischen Homöopathen, der den Grundstein für meine Therapie legte. Ich begann, immer mehr Menschen mit Impfschäden zu behandeln und erkannte, dass die Methode der Isopathie, d.h. die Behandlung mit dem gleichen Stoff (der jeweilige Impfstoff in homöopathischer Dosierung), der die Krankheit auslöste, äußerst effektiv war. Bis heute ist mir ein Fall in Erinnerung, bei dem eine Mutter mit ihrem impfgeschädigten Kind in meine Praxis kam, welches nach einer Meningokokken-Impfung einen völligen Entwicklungsstillstand erlebte. Das Kind agierte nicht mit seiner Umwelt und lebte in seiner eigenen Welt. Bereits nach der ersten isopathischen Gabe geschah etwas, was ich bisher noch nie gesehen hatte. Das Kind begann, die Mutter wieder anzusehen und baute das erste Mal nach vielen Jahren eine Verbindung mit ihr auf. Diese und weitere Fälle bestärkten mich, dass ich auf dem richtigen Weg bin und führten dazu, dass ich immer mehr Patienten mit Impfschäden behandelte und sehr viele Erfahrungen in der Impfschadenstherapie sammeln konnte.

Die Isopathie unterscheidet sich von der Homöopathie insofern, dass das Heilmittel nicht ein Stoff ist, der ähnliche Krankheitssymptome beim Patienten auslöst (Ähnliches mit Ähnlichem heilen) und damit die Selbstheilungskräfte aktiviert, sondern man verwendet ein homöopathisches Mittel, welches aus dem exakt gleichen Impfstoff hergestellt wurde, der zu den Beschwerden des Patienten geführt hat. Dabei spielt es keine Rolle, was für eine Art Impfstoff die Beschwerden ausgelöst hat. Das Prinzip funktioniert sowohl bei althergebrachten Totimpfstoffen und Lebendimpfstoffen, als auch bei den neuen mRNA-Impfstoffen. Ziel der Behandlung ist es, durch die Gabe des isopathischen Mittels die negativen Reaktionen auf den Impfstoff, d.h. die Beschwerden des Patienten komplett auszulöschen. Die Therapie ist sehr effizient, solange der Impfschaden noch nicht zu einer Zerstörung des betroffenen Gewebes geführt hat.

Die Anwendung von neuartigen Impfstoffen seit 2021 hat zu einer massenhaften Zunahme von Impfschäden geführt, die mit Isopathie äußerst erfolgreich behandelt werden können, weshalb ich mein Wissen und meine Erfahrungen über diese Therapie auch weiteren Therapeuten zur Verfügung stelle.

Andreas Bachmair,
Praxis für klassische Homöopathie
VITA Impfschadensbehandlung

E-Mail: *praxis@bachmair.org*

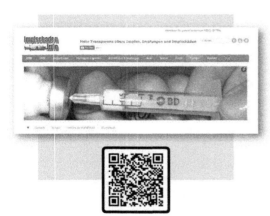

VITA Konzept
impfschaden.info
Mehr Transparenz über Impfungen,
Impfen und Impfschäden

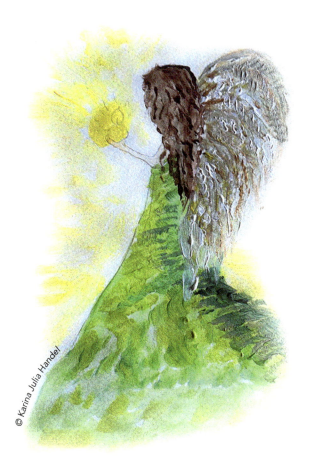

7

MEDITATION – DIE TIEFSTE HEILUNG

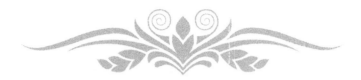

Meditation ist das Tor zu unserer natürlichen Intelligenz. Intelligenz ist die Fähigkeit, etwas zu erkennen. Die ganze Natur ist intelligent. In jeder Pflanze und jedem Tier wohnt natürliche Intelligenz, nur der Mensch ist in der Lage, Kraft seines Geistes die Natur zu verbessern – oder zu verschlimmern.

Er kann bildende Kunst, Musik, Fortbewegungsapparate und vielerlei Technik erschaffen – und er kann seine natürliche Intelligenz vergraben und vergessen. Dann sinkt er unter das Niveau der Tiere und lässt sich verblenden.

Meditation wischt die Verblendung hinweg, sie befreit seine Sicht. In der Meditation schärfen wir den Blick. Wir wischen den Staub weg von unserer klaren Wahrnehmung.

Nun bleibt als Aufgabe lediglich, das wahrgenommene, so angenehm oder unangenehm es auch sein mag, zu akzeptieren. Die Wirklichkeit anzunehmen gehört zu unseren größten Herausforderungen. Die Wahrheit tut üblicherweise weh – oder wie ein sehr guter Freund von mir stets bemerkt: angenehme Worte sind nicht wahr, wahre Worte sind nicht angenehm.

Der Atem hilft dem Schüler wie dem Meister der Meditation stets, die unangenehmen Wahrheiten zu verkraften. Die Zeit hilft bei der innerlichen Verarbeitung der Erkenntnisse.

Auf diese Weise wird das Leben zu einem fortwährenden Erfahrungs- und Erkenntnisprozess.

Der Meditation nähert man sich am einfachsten und am effektivsten wie einer Liebesgeschichte. Kann man die Liebe kontrollieren? Das geht nicht. Sie geschieht wie das Aufblühen einer Blume oder wie ein Regenbogen am Firmament. Kontrollieren kann man sie nicht, aber es ist sehr wohl möglich, den Boden, die optimalen Bedingungen für die Liebe, die Meditation, die Blüte oder den Regenbogen zu schaffen.

Wie diese Bedingungen aussehen, darüber wurden schon sehr viele Bücher und Vorträge veröffentlicht. Das wichtigste aus meiner Sicht mit sehr vielen praktischen Anregungen geeignet für jede Tageszeit ist „Das Orangene Buch" von OSHO, erschienen im Innenwelt-Verlag. Der Darshan von Mahamudra „Meditation ist immer modern" ist diesem Buch im Kapitel 8 nachzulesen.

In der Heilkunde enthält die Mediation Kräfte und Möglichkeiten, die allen anderen (medikamentösen, pflanzlichen, homöopathischen und sonstigen Methoden einschließlich dem Yoga) überlegen sind. In tiefer Meditation, wenn wir in der „Kunst der Versenkung" fortgeschritten sind und wirklich in unser eigenes Wesen eingetaucht sind, entsteht sofort eine starke Verbindung zu unserer Seele, zu universellen Energiequellen und damit auch zu den stärksten Heilkräften. Die Energie geht nach innen und der Meditierende ist von niemandem abhängig. Kein anderer Mensch, Partner oder Heiler ist dabei mehr nötig. Es entsteht damit auch die ultimative Freiheit. „Meditation, the first and the last freedom" lautet ein Buch von Osho.

Ähnlich stark sind die Heilkräfte nur noch in der Liebe zwischen zwei Menschen. Dabei ist es gleichgültig, ob die Liebe noch sehr frisch und ver-liebt ist, ob die Schmetterlinge noch fliegen, dieses „Kribbeln im Bauch" vorhanden ist (Ina Deter) und mit jeden Augenblick der Liebe ein neues Leben beginnt, oder ob man bereits in das Stadium der reifen Liebe mit sehr viel Vertrauen und Vertrautheit eingetreten ist.

Der größte Nachteil der Liebe ist der: man ist auf einen Partner angewiesen. Das ist gleichzeitig auch der größte Vorteil. Gemeinsam mit einem Liebespartner kann man sich in ungeahnte Höhen der menschlichen Entwicklungsmöglichkeiten emporschwingen. Ein Partner macht das Leben leichter und ein Partner kann einem Wege aufzeigen, die man alleine nicht gefunden hätte und nicht gehen wollte.

Ein Partner (sowohl in der Liebe als auch im Geschäft) kann das Leben in jeder Hinsicht bereichern. Dann ist 1+1 eben nicht 2, sondern 11, wie Yogi Bhajan lehrte.

Die Liebe ohne die Meditation ist aber eine brüchige Sache. Wie viele Partnerschaften gehen in die Brüche? 50%, 90%, oder gar früher oder später 100%? Wie viele Menschen machen in ihrem Leben faule Kompromisse, die ihnen gar nicht guttun, nur um den Partner nicht zu verlieren…? Ist es nicht auch schon eine Trennung, ein Scheitern und ein starker Bruch einer Beziehung, wenn man sich in der Ehe, in der Familie, im Büro oder im Team nichts Wesentliches mehr zu sagen hat und die Konversation auf Förmlichkeiten beschränkt bleibt?

„Guten Morgen, wie geht's, gut, alle gesund, das Essen schmeckt heute aber scheußlich, das Wetter wechselt schon wieder…" Themen, bei denen wir unverfängliche Nichtigkeiten austauschen können, sind überschaubar. Wetter, Essen, Sport und Politik sind typische Themen für einen nichtssagenden Austausch. Die Wahrheit bleibt dabei gerne auf der Strecke.

Ein paar Minuten jeden Tag „socializing" und nett sein zu den anderen, ist eine gute Sache, sehr förderlich für den zwischenmenschlichen Umgang.

Wenn man aber dann über die Jahre schleichend feststellt, dass man die tieferen Themen des Lebens nicht erfasst, sogar aus dem Alltag ausgegrenzt hat, dann ist aus „Nett"-Sein ein handfester Selbstbetrug geworden und das Leben ist vergiftet.

Ich habe solche Konstellationen als Hausarzt bei sehr vielen älteren Ehepaaren angetroffen. Mit versteinertem Lächeln wurde mir dann stets versichert: „Wir lieben uns immer noch". Ich hatte überhaupt nicht danach gefragt. Aber die Aussage war den Patienten offenbar sehr wichtig. Als ob eine Lebenslüge stets wiederholt werden muss, damit sie irgendwann doch wahr wird.

In der Meditation ist kein Platz für Selbstbetrug. Das Wesen der Meditation ist die Wahrheitsfindung. Es ist als Wunder der Natur und als Wunder der göttlichen Schöpfung zu sehen, dass in der Meditation Ärger, Wut und Groll verschwinden.

„Greed, Anger and Dillusion" sind die drei Krankheiten, bei denen die Meditation wie ein starkes Heilmittel wirkt (Quelle: meine eigene Erfahrung und das Buch „The Secret of the Golden Flower; A Chinese Book of Life" sowie das Buch „The secret of secrets" von OSHO))

Frust, Wut oder Ärger kann man auch durch Sport und Gartenarbeit loswerden. Aber die Mittel gegen Gier und Verblendung? Schwierig. Eine Pille jedenfalls dagegen gibt es nicht.

In der Meditation gehen wir so tief in unser Inneres, damit sind wir mit einem Sprung, mit einem Satz in die Fülle unserer Seele eingetaucht, sodass Gier schlichtweg keinen Platz mehr hat. Wer wie ein Fisch im Wasser mitten in seinem Element ist, für den sind alle Wünsche erfüllt, alle Bedürfnisse für diesen Augenblick zutiefst befriedigt. Der Wunsch nach „mehr" ist nicht existent.

Auch umgekehrt gilt diese Erfahrung: Je weiter wir von unserem seelischen Zentrum, unserer Mitte, entfernt sind, desto eher stellt sich ein Mangelgefühl ein. Mangel macht gierig.

Morgens nach dem Aufstehen sind die wenigsten Menschen gierig, weil wir im Schlaf unbewusst mit unserer Mitte verbunden sind – daher die tiefe Erholung und Regeneration. Aber im Laufe des Tages insbesondere zum Abend hin, wenn wir weit weg sind von unserer Mitte, dann stellt sich oft eine große Gier ein. Und sei es nur die Gier nach Leben. „Papa, jetzt noch nicht ins Bett. Ich möchte noch nicht schlafen".

Gier punktuell ist gar nichts Schlimmes. Es ist verständlich, menschlich und bei Kindern sogar niedlich. Aber zu später Stunde müssen dann die Eltern doch ein Machtwort sprechen, weil die „Gier" der Kinder nach Leben, nach Abenteuer und nach Attraktionen kein Ende kennt und die Eltern schon nicht mehr können und erschöpft und ausgelaugt sind. Sie müssen dann die Wünsche der Kinder begrenzen und sie zur Not mit einem Machtwort ins Bett schicken.

Wenn der Erwachsene sich seiner Gier hingibt, kann dies lange gut gehen. Es sieht dann aus wie Ehrgeiz, wie Erfolg, wie Reichtum – viele Eigenschaften, die unsere Gesellschaft wertschätzt und belohnt. Nur wenn der erfolgreiche Geschäftsmann dann gewisse Krankheiten entwickelt oder im Burnout landet, dann wird klar, dass hier etwas aus dem Ruder gelaufen ist.

Im Zentrum, in der Meditation, in der Erfahrung tiefer Geborgenheit, im eigenen Inneren gibt es keine Gier. Dort sind Fülle, Frieden und Dankbarkeit im Überfluss. Gesegnet ist derjenige, der es wahrnehmen kann.

Wie gelangt man nun in diesen faszinierenden und sagenhaften Zustand der Meditation?

Wie alles Wichtige im Leben ist es einfach. Die gesamte Natur, die Pflanzen und auch die Tiere befinden sich in einem fortwährenden Zustand der Meditation. Sie sind erleuchtet, sagen die Meister.

Beim Menschen ist es bei den unschuldigen Kindern noch so, aber mit zunehmendem Lebensalter müssen wir es wieder erlernen und praktizieren, sonst geht es verloren. Sonst findet die Meditation nicht statt und man landet unversehens bei Gier, Ärger und Verblendung oder in neurotischen Zwangshandlungen.

Wie groß das Ausmaß an Ärger in der Gesellschaft bereits ist, konnte ich all die Jahre im Berufsverkehr, in der Straßenbahn und beim Sport erleben – so viele verbissene Gesichter. Schon ein lautes Lachen oder gar ein Lächeln in der Großstadt wirkt befremdlich auf die Leistungsgesellschaft.

Wie groß das Ausmaß der Verblendung ist, lässt sich momentan ganz leicht an den Zahlen der Geimpften erkennen. Nur in einem Zustand der Verblendung kann man eine gesundheitsschädliche und potentiell tödliche Injektion akzeptieren, die die Politik mithilfe der Medien uns als „Pieks" zur Freiheit verkauft. Die Lüge könnte wirklich nicht größer sein. Das Gegenteil ist der Fall: Die Impfung ist die verkörperte Unfreiheit, ein „Shot", wie die Amerikaner sagen, und seit Februar 2021 hatte ich sehr viele „angeschossene" Menschen in meiner Sprechstunde.

Das Ausmaß der Verblendung ist enorm und dank Corona können wir es jetzt klar erkennen.

Die Meditation hilft sofort. Sie gibt einen klaren Blick und macht die Sicht frei. Es mag sein, dass einem die Wirklichkeit dann nicht immer so gefällt.

Ärztewitz:
Kommt ein Alkoholiker zum Arzt. „Herr Doktor, ich sehe immer so schlecht. Kann man da nichts machen?" Der Arzt: „Mein Lieber, Sie müssen aufhören mit dem Trinken". Nach 6 Wochen kommt der Patient wieder: „Herr Doktor, ich sehe immer noch so schlecht". Daraufhin der Arzt: „Na, haben Sie nicht aufgehört mit dem Trinken?" „Doch, schon. Es wurde auch besser mit meinen Augen – aber das, was ich dann gesehen habe, das hat mir nicht gefallen."

Wir sind alle Alkoholiker. Kleine Drogenabhängige. Die Welt, die wir sehen, gefällt uns nicht, deshalb trinken wir unseren Wein, unser Bier, unseren Kaffee und essen unsere Schokolade. Auch Kaffee und Süßigkeiten sind Alltagsdrogen, die bei den meisten Menschen leider den Blick aufs Wesentliche verschleiern. Selbst Fleisch wird eine gewisse Suchtwirkung zugeschrieben.

Wer in den Meditationsübungen fortgeschritten ist, der kann sogar wieder all seine geliebten Suchtmittel zu sich nehmen – der Zugang zur Meditation bleibt bestehen. Aber für den Anfänger wird der Weg nach Innen viel viel leichter, wenn man vegetarisch oder vegan isst und auf Kaffee und Alkohol komplett verzichtet. Auch Reduktion von Industriezucker kann sehr hilfreich sein.

Eine Stunde Training pro Tag sind eine goldene Regel. Sie gilt für das Erlernen einer Fremdsprache, für das Erlernen eines Musikinstrumentes und auch für die Kunst der Meditation. Wer weniger übt, wird sehr lange oder niemals einen Fortschritt sehen.

Wer täglich eine Stunde übt, hat sehr schnell die ersten Erfolge und wird nach drei bis vier Jahren sattelfest sein. Wer total in die Meditation einsteigen möchte, sollte 2-4 Stunden pro Tag praktizieren. Wer geimpft ist auch – für ihn wird ansonsten die Zeit knapp.

Zusammenfassung des Kapitels:
Meditation ist das einzige Heilmittel gegen Gier, Ärger und Verblendung. Zudem sorgt tiefe Meditation für Dankbarkeit, Wohlbefinden und eine wachsende Gesundheit.

Die Erfahrung von Meditation kann nicht nur zufrieden und gesund machen, sondern auch sehr glücklich.

Was will man mehr?

Zum Erlernen der Meditation ist für die meisten Menschen ein tägliches Training von einer Stunde über den Zeitraum von 3-4 Jahren erforderlich. Es gibt Naturtalente, sie können es sofort.

Wer sich jetzt gegen Corona hat impfen lassen, hat mit großer Sicherheit ein geschwächtes Immunsystem und einen erschwerten Zugang zum eigenen Innenleben. Geimpften rate ich zu einem deutlich intensiveres Vorgehen: 2-4 Stunden täglich. Man kann sich sogar den ganzen Tag der Meditation widmen.

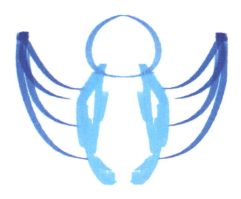

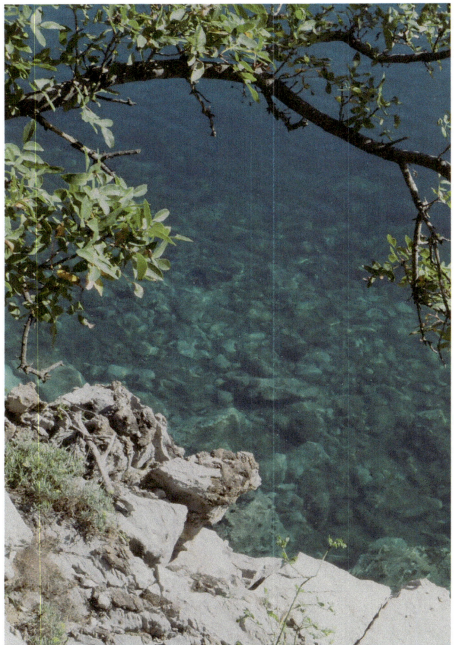

8

DAY OF THE DAYS MIT MAHAMUDRA
26.8.2000
ZUM THEMA:

„GESUND ODER KRANK, DEINE ENTSCHEIDUNG"

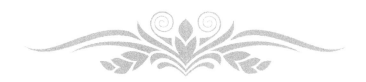

Ich begrüße euch zum Day of the Days, zum Thema „Gesund oder krank, deine Entscheidung". Das Thema ist der Jahreszeit angemessen. Nachdem der Sommer jetzt in den letzten Zügen liegt und der Herbst schon sich gezeigt hat, folgen die Infektionskrankheiten, die Schwächen. Alle alten kleinen Schwachpunkte zeigen sich wieder. Wir müssen wieder zurücktreten und können nicht mehr so ganz aus dem Vollen und dem Überfluss schöpfen.

Das Thema Gesundheit ist etwas, das alle bewegt, egal ob sie meditieren oder nicht. Sogar diejenigen, die gar nicht leben wollen, beschäftigen sich mit dem Thema Gesundheit-Krankheit. Was ist Gesundheit im allgemeinen Verständnis? Ich möchte das so definieren: Gesundheit ist, wenn alles funktioniert. Alles heißt hauptsächlich der Körper. Krankheit ist, wenn's nicht mehr funktioniert. Das bedeutet, in dem Moment, wo eine Störung entsteht, wo wir uns auf etwas nicht mehr verlassen können, empfinden wir es als Krankheit. Krankheit bedeutet dann, dass etwas heilungsbedürftig und auch heilungsfähig ist.

Wenn man gesund ist, dann fließt alles. Es fließt so, wie es fließen sollte. Wenn man krank ist, gibt es irgendwo Stagnation. Alle Heilungssysteme, die westlichen und die östlichen, beschäftigen sich mit den Themen Stagnation und Blockaden. Die östlichen allerdings mehr als die westlichen, da sie in feineren Bereichen arbeiten und dort ihre Kenntnisse herholen. In diesen Bereichen sind Fließen und Stagnation offensichtlicher. Aber auch bei uns in unserer westlichen Zivilisation ist von der Geschichte her eine Krankheit dann da, wenn etwas stagniert oder blockiert ist, im wesentlichen unsere wichtigen Organe, die unser Lebenssystem aufrecht erhalten.

Der Gedanke von Fluss und Stagnation bringt uns in die Lage zu verstehen, dass dies Elemente in unserem Leben sind, die wir willentlich entscheiden können. Etwas, das stagniert, kann wieder flüssig gemacht werden. Entweder durch Eingriffe mechanischer, physischer oder feinstofflicher Art, oder durch Gedankeneingriffe oder durch Entscheidungen aus der Seele. Deswegen habe ich dieses Thema heute, „Gesund oder krank, deine Entscheidung" mit Schwerpunkt auf „deine Entscheidung" genannt. Um darauf hinzuweisen, das Verständnis, die Aufmerksamkeit zu wecken, dass Krankheit immer eine Entscheidungssache ist. Und auf diesen Punkt von willentlicher Entscheidung werde ich später noch einige Male zurückkommen.

Grundsätzlich haben Gesund- oder Kranksein etwas mit dem Fluss unserer Lebensenergie zu tun. Je besser die Energie fließt, desto gesünder sind wir. Im Körperlichen können wir das gut verstehen. Wenn wir einen starken Körper haben, der warm ist und pulsiert, der fit ist, der gute Muskeln hat, der schön aussieht, dann sind wir gesund. Unsere Lebensenergie wird sichtbar in allen unseren Äußerungen. Aber auch emotionale und mentale Krankheiten sind ganz klar mit Lebensenergie verbunden. Depressiv bedeutet, seine Lebensenergie in eine zerstörerische oder selbstzerstörerische Richtung zu lenken. Schizophren bedeutet, seine Lebensenergie in überhitzte Gedankenvorgänge zu leiten, so daß die Denkfähigkeit auseinanderbricht. Und so weiter.

Aber das ist nicht alles, ganz so einfach ist es nicht. Lebensenergie – und heutzutage sind wir sehr mit Energiefragen beschäftigt – ist nur ein relativ äußerer Teil unserer menschlichen Möglichkeiten, unseres menschlichen Systems. Der viel wichtigere Teil ist das Bewusstsein. Das Bewusstsein wird oft mit der Lebensenergie oder mit Energie schlechthin verwechselt. Energie stellt sich durch Licht dar, durch Lebendigkeit, durch Antrieb oder Aktivität oder auch durch Stille. Bewusstsein stellt sich überhaupt nicht dar. Und trotzdem ist das Bewusstsein der Schlüssel zu allem, was wir tun im Leben, ganz besonders der Schlüssel zum krank sein oder gesund sein.

Wenn Bewusstsein und Lebensenergie sich treffen, findet Leben statt. Wenn wir bewusst sind auf unseren Körper, wird unser Körper lebendig und gesund. Wenn wir unsere Gefühle bewusst wahrnehmen, werden sie intensiv, schnellebig und erfüllend. Wenn unser Bewusstsein sich mit unseren Gedanken verbindet, dann werden wir klar, fähig zu ordnen und zu entscheiden. In der Lage, unsere Möglichkeiten zu sehen und auch unsere Grenzen. Mit Bewusstsein kann jede Krankheit mit den entsprechenden Maßnahmen geheilt werden, jeder Prozess verändert werden, das Leben in seine harmonischen Bahnen einmünden. Bereiche, die mit Bewusstsein verbunden sind, sind lebendig. Wenn das Bewusstsein aus Teilen verschwindet, dann werden wir krank, zunächst in Teilen und dann insgesamt, wir sterben.

Über diese Anteile, diesen Zeitraum, in dem wir unser Bewusstsein in Teilen unseres Systems aufrechterhalten und aus anderen zurückziehen, muss man am meisten reden. Denn dies sind die Veränderungsbereiche und auch die Anteile, in denen Krankheit stattfindet. Wenn wir unser Bewusstsein z.B. aus Teilen unseres Körpers zurückziehen, bedeutet das, dass wir diese Teile von innen heraus nicht mehr wahrnehmen, wir fühlen sie nicht mehr. Später weitet sich das auch auf die äußere Wahrnehmung aus, wir fühlen nach einem Schlag keine Berührung, sogar eine sanfte Berührung wird unfühlbar, der Körperteil stirbt. Irgendwann können wir nicht einmal mehr im Herzen Gefühle oder Körpergefühle empfinden. In diesem Prozess geben wir stückweise uns selbst auf, wir sterben, sind lebendig tot. Am besten kann man das immer am Körper verstehen. Hier ist es für uns am offensichtlichsten.

Kaum einer hat ein komplettes lückenloses Körperbewusstsein. Damit meine ich, dass wenn man in sich hineinfühlt, man alles wahrnehmen kann. Vom Gehirn über die Nervenbahnen, die Blutbahnen, die Muskeln, die inneren Organe, die feinstofflichen Umsetzungsbereiche, die Gliedmaßen, die Haut als Kontaktmöglichkeit und die Sinnesorgane. Die meisten können ihre Haut wahrnehmen oder Teile ihrer Haut. Vielleicht Ihre Gliedmaßen, ihre Muskeln, selten ihre inneren Organe, es sei denn sie schmerzen. Die feinstofflichen Umsetzungszentren wie Drüsen z.B. oder Nervenbahnen werden meistens überhaupt nicht wahrgenommen, nicht einmal im Schmerz, und am allerwenigsten das Gehirn. Und sollte doch einmal ein Schmerz durchkommen, wird er gleich durch eine Schmerztablette abgeschmettert. Das, was wir wahrnehmen, sind die Funktionen. Wir können unseren Körper sehen, wir wissen, dass wir ein Gehirn haben, aber wahrnehmen im Sinne von fühlen, dort hinein fühlen können, fühlen können ob alles arbeitet oder nicht, ob Harmonie, Leben und Fluss da ist oder nicht, können nur ganz wenige.

Es ist interessant, einmal dieses Experiment zu machen: ein bewusster Spaziergang durch den Körper mit Hilfe aller anatomischen Kenntnisse, die einem zur Verfügung stehen. Herausfinden, wie viel man fühlen kann, ohne dass man darauf drückt, also von außen stimuliert, oder ohne dass Schmerzen dort stattfinden. Ihr werdet erstaunt sein, wie wenig ihr in eurem Körper zu Hause seid. Manche Bereiche sind so tot, dass selbst wenn ihr sie berührt, ihr diese Berührung in diesem Körperteil kaum wahrnehmt. Dies sind Symptome, dass ihr euren Körper nicht richtig angenommen habt oder frühzeitig wieder freigegeben, abgegeben habt. Dass ihr z.B. in Situationen, die schwierig waren, euch aus eurem Körper zurückgezogen habt und hinterher nicht wieder hineingekommen seid, nicht vollständig. Am besten kann man diesen Vorgang beobachten, wenn man einen Unfall hat, an dem ein Körperteil verletzt wird. Für einen gewissen Zeitraum verschwindet sämtliche Empfindungsfähigkeit, das, was man ein Schockzustand nennt. So könnt ihr euch vorstellen, daß euer gesamter Körper in Teilen sich im ständigen Schockzustand befindet. Und dies hat Konsequenzen.

Je weniger euer Leben dort stattfindet, desto mehr gebt ihr diese Bereiche für eure Lebensgefährten, die Mikroorganismen, frei. In der heutigen Zeit wird mehr und mehr bewusst, wieviel Einfluss Mikroorganismen auf unser Leben haben und wie stark die symbiotische Wechselbeziehung ist. Sowohl unser Verdauungssystem als auch unsere Hautfunktion und viele andere Bewegungen in unserem Körper werden sehr stark beeinflusst von der Wechselwirkung der Mikroorganismen. Wenn wir also einen Bereich freigeben, minimal versorgen oder völlig im Stich lassen, dann haben diese Organismen einen erweiterten Lebensraum und werden sich vermehren, wie ein manifestiertes Ego den Bereich übernehmen. Viele Krankheiten entstehen dadurch. Wir bereiten den Boden, wir machen die Einladung, und hinterher wundern wir uns, wenn sie angenommen wird.

Wer sich mit den Zusammenhängen zwischen psychischen und körperlichen Störungen beschäftigt hat, weiß, dass jede körperliche Störung auf ein psychisches Ungleichgewicht hindeutet ohne Ausnahme. In der heutigen Zeit ist dieses Ungleichgewicht so offensichtlich und groß geworden, dass sich daraus ganz neue und erstaunliche Krankheiten entwickelt haben. Die Bezeichnung ist Immunschwäche. In Wirklichkeit bedeutet es, wir haben aufgehört leben zu wollen und in dem Maß wie wir uns nach dem Tode sehnen weil das Leben unerträglich geworden ist, wird die Einladung größer, dass jemand uns dieses Leben abnimmt. Das sind z.B. dann Aids oder Krebsviren, die natürlich auch leben möchten. Besonders bei Krebs ist es heutzutage eine bekannte Tatsache und Erfahrung, aber bei Aids sicher genauso, dass das Überleben und die Chance des Weiterlebens vom Überlebenswillen abhängt und von der bewussten Entscheidung zum Leben. Auch wenn man unterstützende, massive Therapien in Anspruch nimmt, ist das Ergebnis trotzdem nur dann positiv, wenn man sich dazu entscheidet wichtige Blockaden anzugehen und aufzulösen. Zu einer neuen Lebenshaltung zu finden, entscheidende Veränderungen im Leben vorzunehmen und seine Prioritäten anders zu setzen. Sicherlich haben viele von euch davon gehört, wissen es eigentlich auch, aber das Bewusstsein, wie entscheidend diese Tatsache ist, ist nicht durchgängig.

Deswegen wiederhole ich diesen Punkt auch immer wieder: dass alles davon abhängt, wie eure Prioritäten sind, aus welcher Lebenshaltung heraus ihr handelt. Wenn eure Handlungen und Entscheidungen aus dem Wunsch nach Unbewusstsein, nach dem süßen, sanften Einschlafen in den Tod ist, dann wird das Ergebnis auch der Tod sein. Wenn eure Entscheidungen und Handlungen aus dem Wunsch nach Leben kommen, aus der Quelle der Existenz, aus dem Wunsch nach eurer Mitte und Selbstverwirklichung, dann wird das Ergebnis Leben sein. Das ist durchaus nicht mysteriös. Jemand, der Leben möchte, wird sich nicht dafür entscheiden, schon instinktiv nicht, Essen zu essen, was ihm schadet, in einer Luft zu leben und unter Belastungen, die sein System auslaugen und zerstören. In einer Arbeitssituation, in der er zwar viel Geld verdient, aber keine Zeit hat, das Geld auszugeben oder keine Zeit hat, sich zu regenerieren usw. An diesem Punkt kann man ganz klar sehen, dass wir selber es in der Hand haben, wie unser Leben verläuft. Wenn eine Krankheit auftritt, es kann auch nur eine kleine

Krankheit sein, ist es ein Warnzeichen, dass wir an irgendeinen Bereich arbeiten müssen. Dass etwas nicht stimmt, überfällig ist und in Bewegung gebracht werden muss.

Es gibt genug Methoden, Wege, Mittel, angefangen von der klassischen Medizin über alternative Bewusstseinswege, Heilungswege bis hin zur Meditation. Angefangen wird bei der Medizin, man wird weiterarbeiten und bei der Meditation am Ende ankommen. Wer tiefe Störungen hat, die eine Frage von Überleben sind, und noch immer nicht verstanden hat, dass er die Lösung in sich selbst finden muss, will nicht leben. Es ist eine große Entlastung, sich das klarzumachen. Wenn man sich dann mit diesem Wissen dazu entscheidet, nicht leben zu wollen, dann kann man wenigstens mit sich selbst Frieden machen aus der bewussten Entscheidung heraus, dass man eine neue Runde versuchen möchte. In jedem Fall kommt die Möglichkeit zur Entscheidung, gesund zu werden, mit dem Bewusstsein, dem Begreifen, was die Gründe sind. Es ist eine willentliche Entscheidung, ob man meditiert oder ob man alternative Heilungsmethoden verwendet, wenn man gesund werden will. Ob man sein Leben verändert, auf sich achtet, seine Werte verschiebt, seine Prioritäten oder nicht. Es ist eine willentliche Entscheidung, die jeder treffen kann.

Natürlich gibt es über Krankheitsprozesse hinaus auch den normalen Alterungsprozess. Heutzutage muss man schon sagen: noch. Nachdem die Genforschung sich soweit vorgewagt hat, immer aus dem Wunsch heraus, allmächtig und göttlich zu werden, ist man anscheinend zu der Erkenntnis gekommen, dass der Körper die Fähigkeit hat, sich in unendlichen Zyklen zu regenerieren. Und dass es ein bestimmtes Alterung-Gen gibt, das diesen Prozess stört und uns damit zum Altern zwingt. Es ist eine gefährliche Erkenntnis. Aber wie alle Forschung finden wir etwas heraus, dessen Bedeutung wir zunächst nur im kleinen verstehen, im kleinen Teil. Wir freuen uns darüber – die Euphorie, einen Schritt näher an die Unsterblichkeit oder Allmächtigkeit gekommen zu sein – und dann kommen die Erfahrungen.

Die Entdeckung, dass unser Altern nicht notwendigerweise so sein müsste, ist eine genauso entscheidende Entdeckung, wie das Verstehen, dass es Verbindungen gibt zwischen den körperlichen und seelischen Störungen. Es ist ein genauso großer Bewusstseinsschritt wie die Entdeckung, dass die Erde keine Scheibe, sondern eine Kugel ist. In der Meditation sind wir schon lange in Bereiche vorgedrungen, wo diese Bausteine unseres Lebens, die Gene erfahren, erfahrbar, identifizierbar und auch veränderbar sind. Es ist das, was wir die Essenz all unserer Erfahrungen, das höhere Selbst, die Seele oder das Sein nennen. Wer weit genug in der Meditation gegangen ist oder zumindest schon einmal einen Blick in diesen Bereich hineingeworfen hat, hat erkannt, was sein Inneres ausmacht. Es ist dieselbe Erfahrung wie das, was wir unter Mikroskopen zum Entschlüsseln der Gene jetzt analysieren können. Die Bedeutung ist enorm. Im positiven wie im negativen.

Zum ersten Mal sind wir in der Lage oder können wir uns vorstellen, durch willentlichen physischen Eingriff, vom Intellekt her, unsere Lebensvoraussetzungen, unsere Fähigkeiten zu verändern. Etwas, das wir sonst nur während der Meditation konnten, am Ende eines langen Erfahrungs- und Reifungsprozesses. Dies hat auch große Bedeutung für Krankheit und Heilung von Krankheiten. Bis heute konnten die tiefsten Störungen, die ihre Wurzeln in der Seele hatten, nur über tiefste Meditation geheilt werden. In der Zukunft wird man dies auf dem Operationstisch tun können. Das Problem ist, dass wir das Ausmaß unserer Handlungen überhaupt nicht einschätzen können. Weder, ob wir erfolgreich sein werden, noch, was die Konsequenzen unserer Eingriffe sind. Wie werden unsere Identifikationen sein, was bewerten wir als Krankheiten und wie bewerten wir Krankheiten, krank sein, die Bedeutung von Störungen usw.? Das Ergebnis wird genauso großartig wie grauenvoll sein.

Man muss sich nur einmal klar machen, wie heute schon sich jeder ein möglichst langes Leben in einem gesunden, jungen, leistungsfähigen Körper wünscht und viele alles dafür tun, Unsummen dafür ausgeben, um diesen Zustand so lange wie möglich zu erhalten. Wenn dies durch einen einfachen Eingriff auf der feinstofflichen Ebene möglich ist, dann wird dieser Eingriff aus Gründen von Gier gemacht werden. Die Beachtung der Tatsache, dass auch der Alterungs- und Reifungsprozess ein sehr wichtiger und wertvoller Aspekt unseres Lebens ist, ist da zunächst nebensächlich. Und das ist nur eines von vielen Beispielen.

So kann es uns durchaus passieren, dass wir eine Gesellschaft produzieren, deren Seele, deren Lebensmotivation alt, verhärtet und egoistisch wird, während ihr Körper in blühender Jugend erstrahlt. Man kann seine Lebensenergie nur einmal verbrauchen. So bleibt es letztendlich dabei, dass an irgendeinem Punkt Harmonie da sein muss und dass das exzessive Erfüllen unserer Wünsche uns immer unharmonisch macht.

Noch immer sind wir wie Kinder – was unsere Wünsche betrifft. Die Reife und Kühle der späteren mittleren Jahre und des Alters haben sehr wenig Wert bei uns. So werden wir anstatt Gesundheit neue Krankheiten kreieren, die zunächst einmal – weil neu – unheilbar sind. Die nicht nur dies eine Leben betreffen, sondern auch viele darauffolgende Leben, bis wir in der Lage sind, den Reifungsprozess anzunehmen. Diese Existenz ist so komplex, so einzigartig in ihrer Harmonie, dass jeder noch so kleine Eingriff eine Minderung bedeutet. Immer können wir etwas ohne Risiko hinzufügen, aber wenn wir etwas wegnehmen, ausklammern, beginnt das Sterben.

Ich betone gerade diesen Punkt, weil die Tendenz, nach leichten und schnellen Lösungen zu suchen, heutzutage so besonders beliebt ist. Und weil wir für die Möglichkeit, durch einen direkten Eingriff in eine Seele durch einen Laser oder durch ein Messer, durch ein mikroskopisches Instrument, etwas ist, für das wir eigentlich nicht reif sind. Wir haben sie uns erarbeitet, weil wir unsere Krankheiten loswerden möchten, ohne die Ursachen wirklich zu beheben. Wir möchten ein schönes Leben leben, ohne wirklich zu verstehen, was ein schönes Leben ausmacht. Wir wollen etwas erzwingen, was uns eigentlich noch nicht zusteht. Denn hinter diesem Bereich, den wir jetzt lernen zu beherrschen, gibt es noch mehr. Das Bewusstsein oder Unbewusstsein. Die Erfahrungen, die Existenz, das Kollektiv…, Bereiche, die wir in unser Denken in keiner Weise mit einbezogen haben. Und erst wer einmal verstanden hat, was Bewusstsein ist, wird lachen können über den Versuch oder die Unmöglichkeit, auf eine so oberflächliche Art und Weise Sinn, Inhalt und Qualität unseres Lebens verändern zu wollen.

Es ist eine exzessive Entwicklung, die sicherlich notwendig ist und irgendwann auch wunderbar enden wird. Aber im Moment wären wir vielleicht noch besser bedient, wenn wir dies Leben mit mehr Energie, mit mehr Mut, mit weniger Festhalten, mit mehr Experimenten und Abenteuern und Intensität in Angriff nehmen würden. Wenn wir uns aus unserem Sicherheitsdenken und dem Verhaftetsein in unseren Wünschen herausbewegen könnten zugunsten der Intensität des Moments. Wenn wir lernen könnten, in einem Moment alles zu geben und alles zu nehmen, oder sogar in jedem Moment alles zu nehmen und alles zu geben, und so auch die toten Bereiche in uns lebendig zu machen. Das ist eine ganz andere Erfahrung. Extrem und trotzdem harmonisch. Sie führt uns tiefer und tiefer in die inneren Erfahrungswelten.

Das ist unsere Entscheidung. Ich will damit nicht sagen, dass wir uns nicht weiterentwickeln sollten – in der Wissenschaft, in der Technik oder in sonst irgendwelchen Bereichen, auch das ist Leben. Aber wir sollten nicht so viel Euphorie und Hoffnung dort hineinsetzen. Zunächst einmal wird es zwar wunderbar, aber danach wird es grauenhaft.

Es gibt noch einen anderen Aspekt zum Thema Krankheit, Leben, Gesundheit und Alter. Dies ist der innere Selbstzerstörungs-Prozess. Er tritt ein, wenn wir merken, dass wir unser gestecktes Lebensziel, den Wunsch, mit dem wir in dieses Leben eingetreten sind, nicht erreichen können oder nicht mehr wollen. Die Funktion der Selbstzerstörung tritt immer dann ein, wenn das, was unsere Lebensmotivation war, nicht mehr vorhanden ist. Wenn wir feststellen, bewusst oder unbewusst, dass wir es nicht geschafft haben und dass es auch keine Chance mehr dafür gibt. Dann ist der Sinn dieses Lebens vertan oder einfach nur zu Ende.

Das gleiche gilt auch dafür, wenn man das Ziel, den Wunsch seines Lebens, erreicht hat und wenn in dieser Lebenskonstellation kein anderer Wunsch, keine andere Motivation mehr wartet. In diesen Fällen wird man krank und dann stirbt man. Und es gibt nichts, was dagegen zu tun ist. Es ist eine Entscheidung tief aus dem Sein. Es ist die eigene Entscheidung. Da es unsere Freiheit ist, so zu entscheiden, ist es keine negative Entscheidung. Das hat nichts damit zu tun, sich selbst aufzugeben, weil etwas zu schwierig wird. Jedes Leben ist nur eine Möglichkeit. Wenn man diese Möglichkeit verpasst hat, dann gibt es neue Möglichkeiten, andere, die einem bessere Chancen geben, wo sich vielleicht die Tür zum inneren Selbst leichter öffnet, man muss sich nicht unbedingt um jeden Preis am Leben erhalten.

Es gibt eine Möglichkeit, diesen Selbstzerstörungsmechanismus zu umgehen. Indem man sich für den Weg der Erleuchtung entscheidet. Auf dem Weg des spirituellen Wachstums gibt es immer etwas zu lernen und es gibt keinen Grund mehr, sein Leben vorzeitig zu beenden. Es gibt keinen Grund mehr, ein geschenktes Leben, einen Körper, eine Manifestation vorzeitig aufzugeben. Hat man das Ziel der Erleuchtung gewählt, dann hat man das höchste und wichtigste Ziel gewählt, was man wählen kann. Das, was hinter allem steht oder über allem. „Höchstes" ist hier keine Wertung sondern bedeutet das, was alles andere beinhaltet oder umfasst. Das, wo es nichts gibt, was noch dahinter steht. Deswegen ist es das Ziel oder die Bestimmung, wo man immer weiter gehen kann, immer weiter leben kann und aus der man immer wieder neuen Willen, Mut oder Lust zum Leben finden kann. Hat man dieses Ziel erst einmal für sich gewählt und akzeptiert, dann kann man es nicht mehr durch ein anderes ersetzen. Die Entscheidung ist endgültig.

Jeder, der sich im Laufe seiner Leben für einen spirituellen Weg entschieden hat, wird immer dies als Priorität in sich tragen. Auch wenn er danach nicht mehr weiterkommt, dagegen ankämpft, alles nur Erdenkliche versucht, um an bestimmten Punkten nicht weiterzugehen, so wird er nur zusammenbrechen und sich selbst an diesem bestimmten Punkt immer wieder finden. Der Weg zur Erleuchtung, der spirituelle Weg aus der Vergangenheit, ist unser aller Weg, der uns dazu bringt, die größten Probleme, die stärksten Ängste zu überwinden, die tiefsten Konflikte zu lösen, die größten Rätsel aufzudecken, Störungen, die wir Krankheiten nennen zu überwinden, um dahin zu kommen, wo sich alles auflöst.

Während in unserem linearen Denken von Raum und Zeit dies eine Wegstrecke ist, ist es in Wirklichkeit etwas, das ständig stattfindet. Wenn unser Bewusstsein das erkannt hat, dann können wir alles auflösen. Aber es sind nicht mehr wir, sondern es wird sich alles auflösen. Auch jede Krankheit, jedes Problem, jede Disharmonie, jede Spannung, jede Extremität. Es liegt nicht in unserer Hand, erleuchtet zu werden, es zu machen. Aber wir können uns dafür entscheiden. Und diese Entscheidung, durch das Leben über das Leben hinauszugehen, gibt uns eine Linie, auf der wir entlang gehen können, bis wir vom Linearen in andere Dimensionen eingetreten sind.

Es war mir sehr wichtig, heute abend zu versuchen, euch nahe zu bringen, wie tief Gesundheit oder Krankheit, Leben und Bewusstsein miteinander verbunden sind. Euch aus meiner Sichtweise darzustellen, welche Möglichkeiten ihr habt, wenn ihr sie zulasst. Welches die wirklichen Prioritäten sind und weshalb Meditation so wichtig ist. Immer wieder werde ich mit einer Verschiebung dieser Wichtigkeiten konfrontiert:

Körper wichtiger als Bewusstsein und nicht Bewusstsein wichtiger als Körper. Ich möchte euch bitten, dies wirklich ganz tief anzunehmen und zu verstehen, dass das Bewusstsein das Umfassende ist und der Körper nur ein kleiner Teil davon, ebenso wie das Denken, die Gefühle und auch Krankheiten ein kleiner Teil davon sind. Das Bewusstsein öffnet euch die Möglichkeiten zur Entwicklung und Entscheidung. Und ihr, die ihr hier sitzt, ihr seid in der Lage, das zu verstehen.

Und jetzt möchte ich mit euch einen Moment in Stille sitzen.

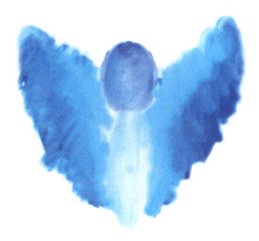

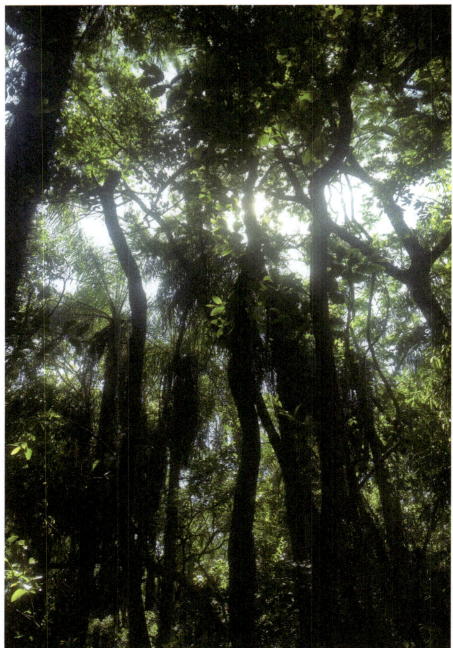

8.1 MAHAMUDRA – MEDITATION IST IMMER MODERN

Der folgende Text wurde von Mahamudra als spiritueller Vortrag anlässlich ihrer monatlichen Abendveranstaltung vor ihren Schülern im Jahr 2005 gehalten und vom Autor dieses Buches transkribiert.

Mahamudra: „Meditation ist immer modern" – oder: „Wie ich ein besseres Leben führen kann"

Das Thema offiziell ist „Meditation ist immer modern" und für diejenigen, für die das unangenehm ist, ist das Thema: „Wie ich ein besseres Leben führen kann".

Ganz besonders ist dieser Abend all denen gewidmet, die in den letzten Jahren trotz intensiver und auch langjähriger Schritte in Richtung Licht, in die Verdunklung gefallen sind. Verdunklung als Gegensatz zur Erleuchtung. Gewidmet insofern, als dass gerade diese sich noch einmal mit dem Thema beschäftigen sollten. Und auch alle diejenigen, die immer wieder zweifeln, ob sie auf dem richtigen Weg sind. Die immer wieder sich selbst und ihre eigenen Bemühungen untergraben, kaputt machen, und so ihr Leben in einen endlosen Zyklus von Wiederholungen degradieren, wo es doch eine endlose gerade Linie von Licht und Freude sein könnte.

Mit der Bezeichnung „Meditation ist immer modern" meine ich genau das: Dass es immer aktuell ist seit Tausenden von Jahren und auch für die nächsten Tausende von Jahren. Dass es immer wieder aktuell ist, wichtig und hilfreich, zu meditieren. Die Formen, die Techniken haben sich geändert und werden sich ändern. Und die Annäherungsversuche auch von völlig unterschiedlichen Richtungen, die oft etwas plump und völlig daneben sind, wo gelacht wird über Meditationstechniken, über Positionen, über Weisheiten – sind trotzdem Annäherungsversuche aus dem tiefen Wissen heraus, dass für jeden Meditation wichtig ist.

Meditation ist unentbehrlich, nicht nur, weil es eine Pflicht ist, weil es einem etwas auferlegt, sondern weil es ein begonnener Schritt ist in die Richtung Bewusstsein. Nur Meditation ist in der Lage, diesen begonnenen Weg in Richtung Bewusstsein auch zu vollenden. Und eine Ablehnung von Meditation bedeutet gleichzeitig eine Abwahl von Bewusstsein und eine Rückkehr in Unbewusstsein. Eine Entscheidung für Verdunklung, die zunächst vielleicht angenehm, entspannend, wohltuend, und dann aber endlos traurig ist.

Nicht immer ist es nötig, dass Meditation mit so viel Arbeit und Kampf verbunden ist. Arbeit im Einzelnen und Kampf im Kollektiv für die Anerkennung der Meditation. Für das Verständnis, was Meditation ist. Nicht immer ist die Notwendigkeit da und auch da gewesen – aber im Moment ist es wieder sehr schwer geworden, Meditation als Teil des Lebens zu integrieren. Und die Fronten, die Widerstände knallen hart aufeinander.

All diejenigen, die ich gesehen habe, die ihren Weg gesucht haben und dann wieder abgewählt haben, haben ihren Meister, ihren Fokus im Leben, in der Lust, in der Macht, in der Freiheit, in der Gier, in der Unbegrenztheit gesucht. Nicht, dass etwas verkehrt ist, kritikwürdig ist an Lust, an Macht, an Freiheit, Gier oder Unbegrenztheit. All dies sind Teile des Lebens. Teile.

Aber wenn man sie zum Fokuspunkt macht, dann macht man sich unbewusst. MUSS man sich unbewusst machen, denn das ist nicht die Wahrheit. Es ist nicht der Mittelpunkt. Es fordert den Preis von Ausblenden. Und schon ist man in die Verdunklung gefallen.

Meditation ist das einzige Mittel, um hier etwas zu erkennen und zu unterscheiden. Und zu lernen zu verstehen, was Verdunklung ist und was Erleuchtung. Was der Weg ist, wie die Zusammenhänge sind, und warum man nichts mehr versteht, wenn man sich für die Verdunklung entscheidet.

Jemand, der unbewusst wird, wird niemals erkennen, dass er unbewusst wird. Nicht während er unbewusst wird und auch nicht, wenn er völlig unbewusst geworden ist. In dem Moment, wo er sich entscheidet, weiß er noch, dass er sich jetzt für etwas entscheidet, das seinen Weg in das Bewusstsein völlig verändert – aber dass er sich trotzdem entscheidet. Und dass von jetzt an der Verlust mit ihm ist.

Aber diese Klarheit ist immer nur für einen kurzen Moment da und dann infolge der Entscheidung sofort verschwunden – verdrängt und dann noch zugeschaufelt. Wer will sich schon eingestehen, dass er bewusst eine falsche Entscheidung fällt? Sei es aus Trotz oder aus Neugier oder aus Glauben oder aus was für Gründen auch immer. Aus Abhängigkeit, aus Sucht – die Gründe sind vielfältig.

Meditation ist die Qualität, bewusst zu bleiben. Bewusst zu sein und immer bewusster zu werden – egal, ob mit oder ohne Technik. Techniken sind nur erfunden worden, um dieser menschlichen Möglichkeit einen Rahmen zu geben – der menschlichen Möglichkeit, selbst und durch freien Willen an seinem Bewusstsein zu arbeiten. Meditation ist ein Bereich im Inneren, eine Fähigkeit, die uns in die Lage versetzt, einen kleinen Abstand zu machen zwischen dem, was wir erleben, dem, was wir erlebt haben oder uns wünschen, dass wir es erleben werden. Durch diese Fähigkeit werden wir in die Lage versetzt alles, was uns im Leben passiert, zu verarbeiten, nachdem etwas passiert ist. Uns damit auseinanderzusetzen, zu ordnen und Dinge neu zu bewerten, nachdem sie vielleicht schon lange vergangen sind.

Man darf nicht übersehen, was für eine enorme Möglichkeit das ist. Wenn wir nicht diesen kleinen Abstand hätten, der uns in die Lage versetzt, in die Vergangenheit zurückzugehen, tief in den Moment einzutauchen, alles aus der Vogelperspektive zu sehen, oder aber uns auch total einzulassen, dann hätten wir nur einen sehr kleinen Spielraum, um Bewusstsein zu bilden.

Diese Fähigkeit ist die Fähigkeit der Meditation. Sie bildet das Bewusstsein als Ursprung und Ende, als Verbindung zu unserem allertiefsten Kern. Und wenn wir uns dessen bewusstwerden, welche Möglichkeiten uns das eröffnet, dann haben wir vielleicht eine größere Motivation zu meditieren – in den Formen, wie sie für uns leicht sind. Leicht, angemessen und vielleicht sogar mal Spaß machen. Uns Ruhe geben, unsere Lebensqualität verbessern.

Meditation, so wie sie ist und da, wo wir uns jetzt hin entwickelt haben, unterstützt unser Bewusstsein in allen Aspekten. Und dadurch erweitert sich das Spektrum unserer Möglichkeiten enorm. Nicht, dass wir gleich alles zur Verfügung haben. Aber durch Meditation kann sich unsere Lebensqualität, unsere Ausrichtung, alles, was unser Leben ausmacht, unendlich verbessern. Und jeder, der sein Leben verbessern möchte, sollte meditieren. Auch dann, wenn er genusssüchtig oder macht- oder freiheitssüchtig ist.

Schon allein nur der Chance wegen, die Qualität seines Lebens zu verbessern. Und was sich alles verbessern lässt.

Eine objektive unabhängige Ebene öffnet die Fähigkeit zum Lernen. Jeder von euch kennt die Erfahrung, dass wenn er etwas lernen möchte, im Inneren zahllose Schichten von Verweigerung aufstehen und den Krieg beginnen. Angefangen vom Ego, von den Gedanken: „Hab ich nicht nötig! Muss ich das nochmal? Will ich mir nicht antun?" bis über die intellektuellen Möglichkeiten, etwas zu behalten, sich etwas zu erschließen. Dann die tieferen moralischen Ablehnungen wie: „Kann doch gar nicht sein! Das soll die Wahrheit sein?!" … „Hab ich aber was anderes gelernt, bin ich auch nicht bereit, andere Gesichtspunkte reinzulassen, dann müsste ich mein Leben neu bewerten." Und so geht es in endlosen Kreisen weiter.

Der objektive Standpunkt im Zusammenschluss mit der Neugier öffnet die Fähigkeit zum Lernen. Ohne Objektivität kein Lernen. Deswegen sind wir immer noch mit Einsichten und Glaubenssätzen behaftet, von denen wir schon längst wissen, dass sie nicht stimmen. Wir klammern uns immer noch an Absurditäten. Und viele Überzeugungen, die wir leben, obwohl wir schon wissen, dass sie nicht stimmen, haben wirklich Museums-Charakter.

Das wäre zum Beispiel die Frage nach früheren Leben, Wiedergeburt, die Frage nach Außerirdischen Intelligenzen. Die Frage nach der zentralen Bedeutung des Menschen gegenüber anderen Lebewesen, die Frage nach der Ausschließlichkeit des Bewusstseins im Menschen gegenüber allen anderen Lebewesen.

Die Frage von Anerkennung oder Aberkennung, was bewusste und intelligente Lebewesen überhaupt sind. Welchen erlauben wir, bewusst zu sein und welche respektieren wir. Und welche benutzen wir als wären sie Gegenstände.

Fragen des eigenen Selbstverständnisses, Fragen der Bewertung der eigenen Rasse, Überbewertung und auch Öffnung in Richtung unserer eigenen Zerstörung und Brutalität gegenüber anderen auch intelligenten und empfindungsfähigen Lebewesen. Und so könnte man noch sehr viele Beispiele nennen, wo wir verhaftet sind, wider besseres Wissen, zugunsten der Bequemlichkeit, in alten Glaubenssätzen.

Wir wissen, dass die Erde sich dagegen wehrt, von uns missbraucht zu werden und trotzdem wundern wir uns, wenn der Regen in Kübeln vom Himmel schüttet. Wenn das Klima sich ändert. Und in Wirklichkeit beten wir immer noch zu irgendeinem imaginären Gottvater, um dieses Problem zu lösen, anstatt selbst etwas zu tun.

Nur Meditation kann uns helfen, daraus auszusteigen und zu lernen. Zu lernen über uns selbst, über unsere Umgebung, unsere Mitmenschen, unser Kollektiv und alles, was darüber hinaus geht. Zu lernen, wie die Gesetzmäßigkeiten dieses Universums sind, wie man Dinge einzuschätzen hat. Dann wird auch Wissenschaft und Heilung ganz neue Wege finden, die menschliche Lebensqualität zu verbessern.

Mit einem nicht nur globalen, sondern universalen Verständnis wären wir durchaus in der Lage, alle unsere Probleme zu lösen. Und nur durch Erkenntnis, durch bloße Erkenntnis könnten wir sehen, was zu verändern wäre.

Nicht, dass es ohne Arbeit wäre. Nicht, dass es einfach wäre – aber es wäre möglich. Und nicht nur „Es wäre möglich." …es ist gesagt worden, es ist gehört worden und verworfen.

Meditation gibt uns die Fähigkeit und erweitert unsere Fähigkeit zu lernen, zu verstehen, uns zu erweitern, und dann viel intelligenter auch mit unserem ganz banalen täglichen Leben umzugehen.

Und das ist so ein anderer Irrglaube, dass man denkt, Meditation ist nur für die höheren Dinge da. Es gibt gar keine höheren Dinge. Alles, was man vielleicht versucht, in die Ecke von Spiritualität zu schieben, um es dann abgegrenzt in den Mülleimer zu werfen, betrifft in Wirklichkeit unser tägliches Leben. Und je nachdem, wie intelligent man das tägliche Leben – intelligent heißt, mit wie viel Bewusstsein – man das tägliche Leben angeht, desto einfacher wird es auch.

Meditation bewirkt aber noch mehr: Der objektive Raum in uns versetzt uns in die Lage, unsere eigenen Wünsche zu erkennen und zu verstehen, woher sie kommen und wie sie umzusetzen sind. Unsere eigenen Qualitäten zu verbessern. Uns selbst weiter zu entwickeln. Erst, wenn man sich selbst ansehen kann, als einen Gegenstand seiner eigenen Neugier, seiner eigenen Erkenntnis. Wenn man sich gewissermaßen von außen und unbeteiligt ansehen kann, kann man verstehen, wo und wie man sich selbst verändern kann.

Alle, die hier sitzen, sitzen hier, weil sie sich verändern möchten – in irgendeiner Art und Weise. Und wenn es nur darum geht, den inneren Krieg zu beenden. Aber egal, in welcher Weise man sich verändern will: Ob man große Taten vollbringen will, ob man die Menschheit retten will oder nur einfach zur Ruhe kommen will und in Frieden mit sich selbst zu sein – immer kann einem die Meditation helfen. Und nicht nur „kann", sondern braucht man die Meditation, um zu erkennen, warum das, was man so gerne möchte, nicht da ist.

Die Möglichkeit zu erkennen, dass man jede Fähigkeit in sich entwickeln kann, ist natürlich mit Arbeit verbunden, mit Lernen und Übungsprozessen – trotzdem jede im menschlichen Potential enthaltene Möglichkeit in sich verwirklichen kann. Beginnend immer mit der Erkenntnis, wie alles zusammenhängt.

Wenn man in sich selbst nur einen kleinen Anteil erkennt von dem, was man sein möchte, nämlich den Anteil, der den Wunsch erzeugt, dann wird man auch die Schritte sehen, die einen dort hinbringen. Jede Weiterentwicklung beginnt mit dem Wunsch etwas zu sein, etwas zu machen, etwas zu haben, etwas zu werden. Und dieser Wunsch kommt aus der ursprünglichen Qualität des Menschen, das Bewusstsein zu erweitern.

Und nur durch Meditation wird man diesen Weg direkt beschreiten können. Ein Wunsch wird einen immer dahin bringen, dass man endlich, nach langer Zeit, das erreicht, was man irgendwann haben wollte. Und vielleicht ist so viel Zeit verstrichen – Jahrhunderte, Jahrtausende manchmal – wenn der Wunsch sehr groß ist, dass man schon lange vergessen hat, worum es eigentlich ging.

Ein genügend weit entwickeltes Bewusstsein, eine Basis, die breit genug ist, wird erkennen und direkte Wege finden. Es enthält die Möglichkeit, sich selbst direkt weiterzuentwickeln oder auch eine bewusste Entscheidung zu machen, Wünsche aufzugeben.

Natürlich ist das sehr verführerisch. Denn meistens wird an diesem Punkt das Ego wach und entwickelt großes Interesse. Immerhin würde einen das näherbringen an noch mehr Lust, Macht, Freiheit oder was auch immer man sich so gewünscht hat. Und es stimmt auch. Auch das Ego wird dadurch zunächst unterstützt.

Aber das ist es nicht, wovon ich spreche. Ich spreche von dem objektiven Bereich in einem, der den wirklichen, ehrlichen Wunsch aus der Mitte hat, etwas zu entwickeln. Zu verbessern, etwas zu werden, was man schon immer sein wollte und die Fähigkeit zu erkennen, wie es möglich ist.

Letztendlich geht es auch nicht darum, sich tagtäglich stundenlang hinzusetzen, um dieses zu erreichen, um dann wiederum etwas in sich zu befriedigen, was man schon lange haben wollte. Der wirkliche und wahre Weg ist ein ganz anderer.

Meditation ist eine innere Haltung, eine Qualität. Und wenn man aufgehört hat, damit rumzumachen, diese Möglichkeit des objektiven Angehens des Lebens für irgendwelche subjektiven Bereiche unterzuordnen, dann entsteht die Möglichkeit, mit dieser Objektivität permanent verbunden zu bleiben. Den ganzen Tag.

Den ganzen Tag sich seiner Selbst bewusst zu sein. Den ganzen Tag wahrzunehmen, was passiert und so die Meditation zum integrierten Bestandteil seines Lebens zu machen. Es ist ganz klar, dass es eigentlich darum geht. Und dass wir große Zeiten von Übung und Anhäufung von Bewusstsein brauchen, um letztendlich dort hinzukommen. Aber das Ziel ist, die Meditation als Teil des Lebens, als Qualität des Lebens zu erwerben, zu beherrschen, zu sein.

Dann wäre es so, dass man morgens aufsteht und man ist sich bewusst darüber, wie die Nacht war, was abgelaufen ist, was man an diesem Tag machen möchte, wie der Tag ablaufen müsste, wie die Dinge ineinandergreifen, wie der Fluss des Lebens ist, wo Unsicherheiten sind, wo Schwierigkeiten kommen, wo Abläufe gestört sind, wo man extra Energie reingeben muss, um seine Dinge zu regeln, und auch, wie der eigene Zyklus ist, wo die eigenen Stärken und Schwächen in dem Moment sind.

Ob man stark und gesund ist, ob man klar ist, ob man emotional ist oder nicht, denn all diese Dinge werden sich nicht verändern. In einem Zustand der Meditation wird man all dies wahrnehmen und entsprechend damit umgehen können.

Ständig ist die Verbindung zu einem selbst da. Und wenn man merkt, dass Situationen kommen, wo es einem schwerfällt, entsprechend den eigenen Vorstellungen umzugehen, dann weiß man wenigstens, wenn man nachgegeben hat, wo man nicht nachgeben wollte, wenn man Kompromisse gemacht hat. Und vielleicht sieht man sogar, dass auch das sinnvoll ist.

Von solch einem Seinszustand, von solch einer Lebensqualität können die meisten im Moment nur träumen. Es gibt vielleicht Momente, wo das so ist – vielleicht auch mal Stunden, aber niemals ist es durchgängig. Und damit ist auch die Fähigkeit zur Selbstbestimmung, die Fähigkeit zur bewussten Entscheidung und viele andere Dinge verloren.

Nur in diesem Zustand von Wachheit, von Verbindung mit sich selbst, von Meditation als integrierter Teil, hat man auch immer und fortwährend die Freiheit der Entscheidung, die Kontrolle über sich selbst, die Wahrnehmung des eigenen Willens, die Möglichkeit zur Selbstbestimmung insgesamt, die Fähigkeit zu lernen und offen zu sein, für das was kommt.

Und die Aufarbeitung von Erfahrungen. Nur im Zustand des Bewusstseins ist man in der Lage, Erfahrungen wirklich und endgültig zu verarbeiten, um sie dann abzuschließen und loszulassen. Das Dilemma, dass die meisten Menschen in dieser endlosen Schleife von Erfahrungen und immer mehr Erfahrungen sind, ohne sie verarbeiten zu können, könnte gelöst werden. Dadurch könnte viel Heilung stattfinden. Viele Ressourcen würden frei werden und die Menschheit würde einen Bewusstseinssprung nach vorne machen.

Die Fähigkeit, Erfahrungen aufzuarbeiten, beginnt erst wirklich mit der Meditation. Auch wenn viele, auch sogar hier, sich immer noch verweigern, kennt jeder die Möglichkeit, sich mit seiner eigenen Unwissenheit zu konfrontieren. Unwissenheit über sich selbst und seine eigene Vergangenheit. Jeder kennt die Möglichkeit, dass wenn Erfahrungen sich permanent wiederholen, man anfangen kann, sie anders, aus einem anderen Blickwinkel anzusehen.

Oft genügt es, die Vermeidung fallen zu lassen und schon beginnt eine neue Stufe der Erfahrungsverarbeitung und man ist aus dem wiederkehrenden Zyklus herausgetreten. Und in der Regel weiß man, wenn man nur irgendwie ein bisschen an sich selbst interessiert ist, wo die Vermeidungen liegen. An welchen Punkten man wieder und wieder die Erinnerung an sich vorbeigehen lässt und damit auch die Chance, etwas zu verarbeiten, was einen lange belastet hat.

Meditation eröffnet die Möglichkeit, Erfahrungen zu verarbeiten und abzuschließen und so zu einer menschlichen Qualität werden zu lassen, den Handlungszwang zu überwinden. Wenn jemand keine Erfahrungen verarbeiten will oder aber eine bestimmte Erfahrung nicht verarbeiten will, dann ist er gezwungen, aufzuhören zu meditieren.

Aber es gibt noch mehr, was Meditation verändert.

Je größer der Bereich ist in einem, der einem erlaubt, aus den Einbindungen und Abhängigkeiten zurück zu treten und zu sich selbst zu kommen und auch sich selbst noch mit Abstand zu betrachten, desto umfassender wird auch die Sichtweise. „Umfassend" bedeutet, das Verständnis für Zusammenhänge: Warum es manchmal klappt mit der Umgebung, manchmal gute Beziehungen da sind und manchmal nicht.

Warum Menschen miteinander auskommen oder sich bekriegen. Warum Phänomene da sind. Die Sichtweise, wie die Zusammenhänge aus der Tiefe sich nach außen entfalten und dass die Gesetzmäßigkeiten immer gleich sind. Einsichten über Fähigkeiten und Unfähigkeiten, die man selbst hat.

Je weiter man sich von dem Persönlichen entfernt, desto klarer werden die Zusammenhänge. Und nur durch Meditation wird diese Sichtweise so klar. Das ist auch der Punkt von Wahrheit.

Wenn wir über Wahrheit sprechen und die subjektive meinen, die Welt der eigenen Erfahrungen, dann gibt es so viele Wahrheiten wie Menschen. Aber wenn wir über Wahrheit sprechen aus der objektiven Ebene, dann gibt es nur eine Wahrheit und die ist für jeden gleich. Und so kann man nicht nur die grundlegenden Zusammenhänge und Wahrheiten erkennen, sondern man kann sie auch mitnehmen in sein tägliches Leben. Wenn Meditation Teil des Lebens geworden ist, dann wird diese Wahrheit hinter allem stehen. Hinter lallem, was man tut, was man fühlt, was man sieht, was man sagt. Nicht, dass man nicht dann immer noch lügen könnte oder manchmal sogar immer noch will – aber im Rahmen eines größeren Zusammenhangs, einer größeren Wahrheit.

OSHO hat oft gelogen. Aber er hat nie GELOGEN.

Und es gibt noch mehr. Auch wenn ihr vielleicht schon denkt, es reicht ja jetzt allmählich :-). Es gibt noch mehr.

Meditation ist eng gekoppelt mit Intelligenz. Das, worunter wir am meisten leiden, ist, dass wir unsere Intelligenz, das heißt, die Fähigkeit, uns anzupassen und integriert in dieser Welt zu leben, diese Intelligenz haben wir abgegeben zugunsten des Intellekts – des logischen Denkens, der aber eigentlich nur ein Teilabschnitt ist. Meditation macht unsere Intelligenz wieder lebendig.

Und auch ohne intellektuell erkennen zu können, worum es geht, werden wir immer die richtigen Schritte machen, entsprechend unseren Fähigkeiten, Begabungen und Bestimmungen. Das, was entwickelt ist, wird natürlicherweise einfließen. Das, wovon wir alle träumen, nämlich, uns selbst zu verwirklichen, und unser Glück, unsere Erfüllung in der Selbstverwirklichung zu finden, ist nur möglich mit Meditation.

Punktuell und nach viel Arbeit, nach viel Anstrengung und Bemühungen erleben wir alle Momente, sogar diejenigen, die es nicht wahrhaben wollen, Momente von Glück und Erfüllung. Wo etwas erreicht ist, um das man sich lange bemüht hat. Aber nur Momente. Und diese Momente geben einen Vorgeschmack auf das, was sein könnte und verleiten dazu, dieses Glücksgefühl zum Mittelpunkt ihres Lebens zu machen. Und schon ist alles verloren. Das Glücksgefühl ist ein Nebenprodukt der Erfüllung. Und die Erfüllung kommt nach getaner Arbeit.

Meditation versetzt uns in die Lage, uns zu erfüllen, mit allem, was wir tun. Kein Schritt muss mehr in die falsche Richtung gehen. Auch wenn schwierige und negative Erfahrungen Teil unseres Lebens sind. Auch in schwierigen und negativen Erfahrungen liegt ein Teil der Erfüllung. Aber wenn man das erkennt, dann sind diese Erfahrungen nicht mehr hindernd, zerstörerisch. Sie bringen einen nicht mehr von sich selbst weg.

Im Zustand der Meditation, in der Verbindung mit sich selbst kann man gar nicht anders, als Tag für Tag, Stunde für Stunde, Minute für Minute, sich selbst zu erfüllen. Nicht, dass man immer glücklich ist. Glücklich im emotionalen Sinn. Aber in der Tiefe ist das Glück aus der Erfüllung immer da.

Und noch etwas – aber das ist jetzt das Letzte, was mir eingefallen ist: Meditation gibt den Zugang zur Freiheit. Zur bewussten Entscheidung. Niemals wird man sich bewusst entscheiden, wenn man nur seinen Stimmungen, Wünschen oder Abhängigkeiten folgt, auch wenn man oft glaubt, man würde sich bewusst entscheiden. Eine bewusste Entscheidung hat eine besondere Qualität. Eine besondere Größe und Tiefe und sie ist nicht mehr zu verändern.

Bewusste Entscheidungen sind endgültig. Sie erfüllen sich auf eine gewisse Art und Weise, indem sie das Potential verändern. Und alles passiert im gleichen Augenblick. Die Entscheidung, der Weg, der sich daraus öffnet mit allen Möglichkeiten zur Verwirklichung – auch die vielfältigen Wege – und die Türen, die sich schließen, weil man diese Entscheidung gefällt hat.

Gleichzeit sind Handlungen, Gefühle, Gedanken – das gesamte Sein davon betroffen. Und nicht nur das eigene, auch das des Umfeldes. Nur im Zustand der Meditation hat man die Freiheit, solche Entscheidungen zu fällen oder auch nicht zu fällen. Sie vorübergehen zu lassen, ohne unbewusst zu werden. Dies sind unsere größte Möglichkeit, Verantwortung, Fähigkeit und Schwierigkeit. Jeder möchte frei sein.

Und sogar: nicht nur möchte jeder frei sein, sondern jeder glaubt auch, er ist frei. Jeder pocht auf seine menschliche Freiheit. Aber in Wirklichkeit kann man nur auf die Ausübung seiner eigenen Abhängigkeiten pochen, bis man einen Punkt von Meditation erreicht hat.

Viele haben Erfahrungen, wo punktuell der Moment von Freiheit da war und solche Entscheidungen auch gefällt wurden. Für manchen zum Beispiel der Moment, als sie sich für Sannyas entschieden haben.

Meditation öffnet uns all diese Möglichkeiten. Die größten menschlichen Möglichkeiten. Aufgrund der Sichtweise, der Objektivität und der Möglichkeit, unsere Fähigkeiten zu erkennen, unser menschliches Potential zu erkennen und auch es anzugehen, es zu verwirklichen. Und aus dieser Sichtweise heraus, aus diesem Blickwinkel ist Meditation das Größte und Verdunklung das Niedrigste.

Aus dieser Sichtweise heraus, aus diesem Blickwinkel kann man nicht verstehen, wenn jemand nicht meditieren will. Wenn er all diese Schätze beiseite lässt, obwohl er sie vielleicht am allermeisten will, nur um sich in eine Ecke zu setzen und in Illusionen und träumen zu versinken.

Aus dieser Sichtweise heraus findet man auch die Motivation, sich darüber zu empören oder Schmerz zu empfinden, wenn so etwas passiert. Und um jeden einzelnen zu kämpfen, dem es passiert. Erleuchtung ist der Zustand über die permanente Meditation hinaus. Aber der Zustand der Meditation führt einen geradewegs zur Erleuchtung. Es ist nur noch eine Frage der Zeit, bis man dort ankommt.

Verdunklung bedeutet, das Leben so auszurichten, dass man immer mehr in Abhängigkeit gerät. Abhängigkeit von seiner Umgebung, von seinen Wünschen, seinen Ängsten und Projektionen. Seinen Vermeidungen, den Unbequemlichkeiten und Bequemlichkeiten. Von Kompromissen, Lebenslügen und unliebsamen Einbrüchen von Wahrheit.

Die Ausrichtung ist immer mehr weg von sich selbst auf andere. Und statt der Erfüllung von Bedürfnissen, von Selbstverwirklichung erfüllt man seine Wünsche.

Immer wieder sind viele Versuche gemacht worden, nicht nur in Religionen, nicht nur durch Meister, durch Erfahrene, Erleuchtete, den Menschen Leitlinien zu geben, damit sie nicht in die Dunkelheit fallen. Und immer wieder haben diese Versuche auch dazu geführt, dass sie unterlaufen wurden, zum Gegenstand grade des Interesses wurden, sie zu vernichten, dagegen zu arbeiten.

Sogar die Menschenrechte, unsere relativ junge Errungenschaft, die in jedem entwickelten Staat Grundlage des Zusammenlebens sind, können wir selbst nicht respektieren. Sie drücken unsere Ideale aus, unseren Anspruch. Das, was wir sein möchten, das, wie wir unser Zusammenleben regeln möchten.

Aber sie werden erst dann wirklich erfolgreich sein können, wenn Meditation und nicht nur Religion eingeschlossen ist. Als Möglichkeit, als reale Möglichkeit, das, was wir gedanklich schon erkannt haben, auch umzusetzen.

Man muss nicht elitär sein, überheblich, um sich zu den Meditierenden zu zählen. Die Linie ist sehr fein. Aber man muss einen großen Wunsch nach Bewusstsein, nach sich selbst, nach der Verwirklichung seiner eigenen Möglichkeiten haben, um dafür aufzustehen, dass Meditation Teil des Lebens eines jeden Menschen sein sollte.

Es sollte in den Schulen gelehrt werden, in den Familien praktiziert und nicht nur als Form, sondern als Qualität. Es sollte darüber diskutiert werden. Und es sollte zum anerkannten Maßstab werden für Wahrheitsfindungsprozesse.

Davon sind wir noch weit entfernt. Aber mit jedem Menschen, der das erkennt und dafür aufsteht, kommen wir diesem Zustand ein bisschen näher. Und jeder, der in sich selbst noch kämpft, der seine Umgebung kaum einweihen kann, dass er meditiert, muss sich eingestehen, wieviel Dunkelheit und Wunsch nach Dunkelheit in seinem Leben Raum nimmt. Und wieviel er noch meditieren müsste, damit das verschwindet.

Über die Autorin dieses Textes:
Mahamudra (Hauke Messerschmidt), geboren 9.8.1944, während der letzten Kriegsmonate in einer Zeit des Zerfalls des Nazi-Regimes und der Großangriffe der Alliierten auf Hamburg. Selbstausbildung in Programmierung von Software und Beginn einer Computerkarriere, eigene Firma mit Dienstleistungen. Mit 36 Jahren Auflösung der Firma und Beginn des spirituellen Lebens. Gründung eines OSHO-Zentrums in Wales, später OSHO Manjusha im Erzgebirge. Aufbau und Leben in einer Commune – zahlreiche Bücher, Audio-Mitschnitte und Meditationen. Am 17.5.2006 verließ Mahamudra ihren Körper.

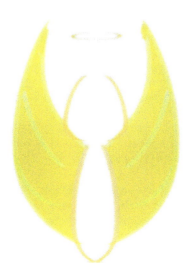

9
NACHWORT ZUM RESCUE-BUCH

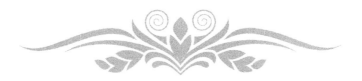

„Gott, gib mir die Gelassenheit, Dinge zu akzeptieren,
die ich nicht ändern kann, den Mut, Dinge zu ändern, die ich ändern kann,
und die Weisheit, das eine vom anderen zu unterscheiden."

Gelassenheitsgebet

„Der Entvölkerungsimpfstoff und seine Heilmittel" auch. Was kann man tun, wenn die Krankheit nicht weggeht? Der Impfschaden oder das Rheuma oder die Gelenkschmerzen wollen einfach nicht gehen, obwohl man doch schon alles versucht hat: Rohkost, fasten, Leberreinigung, Selleriesaft, CDL, Meditation, Yoga … alles!! Und trotzdem geht es einem nicht gut. Gibt es dann auch noch eine Lösung (außer dem Förster…?)

Ganz gleich, was nun das Motiv war, dieses Buch zu erwerben oder zu lesen. Ob Sie nun selbst von einem Impfschaden betroffen sind, das Buch an jemand liebgewonnenen verschenken möchten oder andere Gründe haben – dieses Buch soll eine Eintrittspforte und ein Wegweiser für das Wunderland der Heilkunde sein. Es ist auch geschrieben, um all die vergangenen Helden der Heilkunde nicht zu vergessen, um ihnen einen würdigen Rahmen zu geben.

Wenn Sie vom Inhalt eine einfache „Schritt für Schritt"-Anleitung zur Ausheilung eines leichten oder schweren Impfschadens oder anderer Krankheiten erwarten, werden Sie von der Lektüre möglicherweise sehr enttäuscht sein.

Nur ein Rezept – so einfach ist es zumeist leider nicht.

Die Heilkunst folgt (im Gegensatz zur Medizin) einfachen Grundgesetzen, nämlich denen der Liebe, der Lebensenergie und der Lebensfreude. Der Weg zu mehr Liebe,

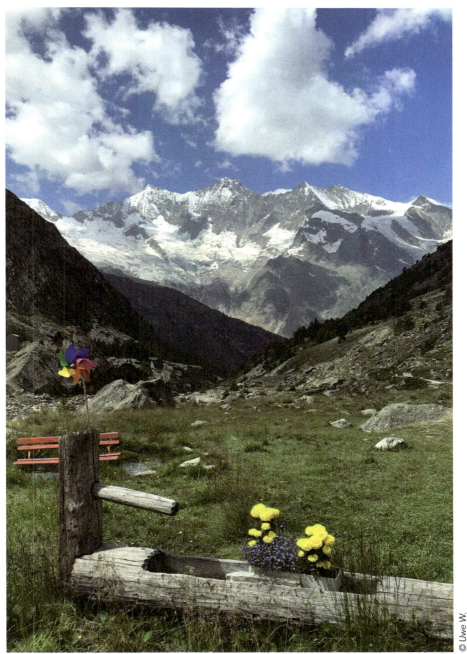

mehr Lebensenergie, mehr Lebensfreude und somit zu mehr Gesundheit ist jedoch höchst individuell und nicht selten lang und steinig.

Manche Mystiker sagen, dass Krankheit lediglich ein Mangel an Information sei. In diesem Sinne bietet das vorliegende Werk Informationen. Zum Beispiel, dass Heilung in jeder Lage möglich ist – seelische Heilung sogar bis über den Tod hinaus.

Bei jeder chronischen und scheinbar unheilbaren Krankheit gibt es Menschen, die auch davon wieder gesund geworden sind – warum sollten ausgerechnet Sie nicht dazu in der Lage sein?

Ein guter Heiler kann seinen Patienten mit Zuversicht, Energie und Information versorgen. Und oft genug natürlich auch mit einem Heilmittel. Mancher Patient kann dies aber auch selbst und benötigt gar keine fremde Hilfe. Die Anstrengung und Bewusstseinserweiterung muss auf Seiten des Patienten liegen, sonst gibt es keine dauerhaften Erfolg. In meiner eigenen Praxis habe ich erlebt, dass auch schwere Impfschäden binnen 24 Stunden praktisch verschwunden sind – eine Garantie dafür gibt es jedoch nicht.

Durch die sogenannte Pandemie, die Maßnahmen und die global einmaligen Impfaktionen haben so viele Menschen einen sehr subtilen oder aber auch sehr schwerwiegenden Impfschaden erlitten, so dass die Heilkunst weltweit so stark gefordert ist, wie noch nie. Ich behaupte sogar, wir treten ein in ein Jahrhundert der Heilkunde. Das Jahrhundert der Schulmedizin ist nun vorbei – sie liegt in Trümmern.

Die einzelnen Kapitel dieses Buches, vor allem jedoch Kapitel 6 und 7 liefern Schlüssel zur Heilung. Die Anstrengung und Bewusstseinserweiterung muss auf Seiten des Patienten liegen, nicht beim Arzt, Freund oder Lebensgefährten – ich wiederhole mich.

Über die Zeit wird unser Wissen, wie die zunehmend chronifizierten Schäden wieder repariert und ausgeheilt werden können, weiter anwachsen. Um dies zu unterstützen können Sie uns Ihre Heilungsgeschichte sehr gerne per Post oder E-Mail schicken.

Ich bitte darum!

In diesem Sinne alles Gute,
Ihr Dr. Jochen Handel

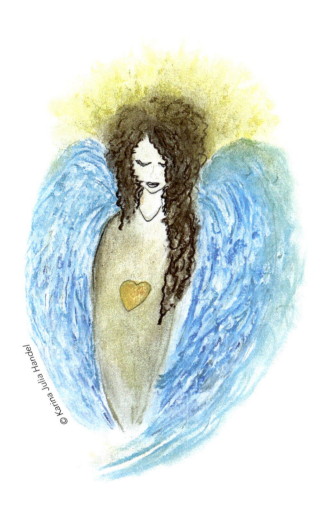

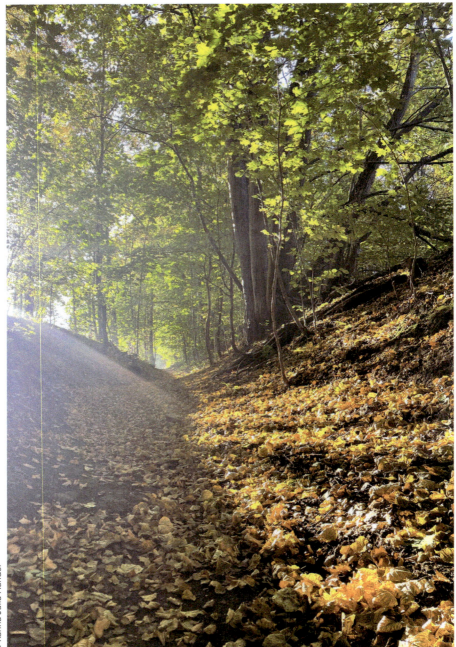
© Karina Julia Handel

10
IHRE INDIVIDUELLE HEILUNGSGESCHICHTE IST WERTVOLL!

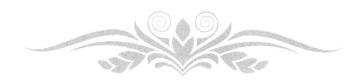

So wie jeder Lebensweg und jede Krankheitsgeschichte höchst individuell ist, so ist es auch jede Heilungsgeschichte. Selbst wenn 100 Millionen Menschen denselben Impfstoff aus der Fabrik erhalten haben, so wirkt diese Impfung jedoch in jedem Organismus auf eine ganz individuelle Weise. Unsere Gedanken, unsere Gefühle, unser Seelenweg, unsere Umwelteinflüsse und unser ganz eigener Stoffwechsel machen den Unterschied.

Ebenso, wie jede Krankheit individuell ist, so ist es auch jede Heilungsgeschichte. Der eine hustet drei Mal und alle Beschwerden sind vergessen – ein anderer benötigt das komplette Arsenal der Intensivmedizin. Der dritte folgt einer der Spuren aus diesem Buch, wird fündig und gesund.

Im Folgenden möchte ich Sie ermuntern, Ihre ganz persönliche Heilungsgeschichte nieder zu schreiben unter der Voraussetzung, dass Sie wirklich komplett gesund und lebensfroh geworden sind. Sie können damit als Beispiel und Hoffnungsträger für viele andere Patienten dienen und einen unschätzbaren Beitrag zur Überwindung der humanitären Katastrophe dienen, an deren Beginn wir uns derzeit befinden.

Bitte vergessen Sie nicht folgende Angaben:

1. *Mit welchem Impfstoff sind Sie wie oft geimpft worden?*

2. *Was waren Ihre Gründe für die Impfung? Z.B. Angst vor dem Virus, Sozialer Druck, wollte wieder Reisen, ins Kino oder ins Restaurant, es war öffentlich empfohlen,…*

3. Waren Sie vor der Impfung ganz gesund oder bestanden Vorerkrankungen?

4. Welche Symptome sind nach den Impfungen aufgetreten? Dieser Punkt bedarf besonderer Sorgfalt. Schildern Sie so genau wie möglich körperliche, emotionale, mentale und seelisch/spirituelle Aspekte. Fragen Sie liebe Angehörige oder gute Freunde, falls Sie sich nicht ganz sicher sind. Wenn Sie mit der Sichtweise der anderen nicht einverstanden sind, schreiben Sie uns diese bitte trotzdem in der Form: „Meine Frau / mein Sohn / mein bester Freund … sagen, nach der Impfung war ich…"

5. Schildern Sie bitte so detailliert wie möglich Ihren Heilungsweg und auch die Schwierigkeiten, die dabei zu überwinden waren. Wer hat Ihnen geholfen?

Bitte senden Sie Ihren Bericht an die Kontaktdaten, die auf folgender Internetseite angegeben sind: **https://praxisfuergutenherzen.blog** und **https://jochen-handel.ch**

Der Bericht kann leserlich handschriftlich sein auf den linierten Zeilen, gerne aber auch als Word-Dokument oder PDF.

Und bitte: geben Sie uns die Erlaubnis, Ihre Heilungsgeschichte zum Wohle aller zu veröffentlichen. Selbstverständlich anonymisiert.

IHRE INDIVIDUELLE HEILUNGSGESCHICHTE IST WERTVOLL !

IHRE INDIVIDUELLE HEILUNGSGESCHICHTE IST WERTVOLL !

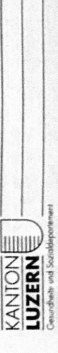

KANTON LUZERN
Gesundheits- und Sozialdepartement

Dienststelle Gesundheit und Sport
Meyerstrasse 20
Postfach 3439
6002 Luzern
Telefon +41 41 228 60 90
gesundheit@lu.ch
www.gesundheit.lu.ch

A-Post Plus
Herr
Dr. med. Jochen P. Handel
Stegacker 4
6280 Hochdorf

Luzern, 22. Dezember 2021 RDE

Tätigkeitaufnahme ohne die gesetzlich vorgeschriebene Meldung; fragliche Abrechnung zulasten der OKP; sorgfältige und gewissenhafte Berufsausübung als Arzt: fragliche ärztliche Atteste (COVID-19)

Sehr geehrter Herr Dr. Handel

Jahres sowie der DIGE zur Kenntnis gebrachte fragliche ärztliche Atteste im Zusammenhang mit COVID-19.

1) **Tätigkeitsaufnahme ohne die gesetzlich vorgeschriebene Meldung und fragliche Abrechnung zulasten der OKP**

Seit 31. Juli 2020 sind Sie Inhaber einer Berufsausübungsbewilligung als Arzt. Zuletzt wurde Ihnen eine Zulassung zur Tätigkeit zulasten der obligatorischen Krankenpflegeversicherung (OKP) am 26. Oktober 2021 für eine Tätigkeit in der Region Seetal sowie für die Centramed Praxis der Meconex AG in Luzern und die DOCatHomeAG im Kanton Luzern erteilt. Am 7. September 2021 teilten Sie der DIGE mit, dass Sie in der Rontalpraxis in Ebikon tätig seien und am 21. Oktober 2021 teilten Sie der DIGE auf Nachfrage hin mit, dass Sie während Ihrer Tätigkeit in der Rontalpraxis bis zum 30. September 2021 keine Leistungen zulasten der OKP erbracht hatten. Mit E-Mail vom 27. August 2021 haben wir Sie, wie bereits mit Bewilligungserteilung am 31. Juli 2020, auf Ihre Mitteilungspflicht über die Aufnahme, Verlegung und Einstellung Ihrer Tätigkeit als Arzt gemäss § 7 Medizinalberufeverordnung (MbV; SRL 805) sowie deren möglichen Rechtsfolgen (Strafverfolgung und aufsichtsrechtliche Konsequenzen) hingewiesen.

Der DIGE wurde ein Gesuch um eine Betriebsbewilligung als ambulante ärztliche Einrichtung vom 30. November 2021 für die Praxis für gute Herzen eingereicht, wobei Sie als fachverantwortliche Person eingetragen sind. Dies kann zweifelsohne sinngemäss als gesetzeskonforme Wahrnehmung der Meldepflicht interpretiert werden. Tatsächlich bieten Sie allerdings gemäss Ihrer Website https://praxisfuerguteherzen.blog/kontakt/ bereits heute ärztliche Beratung oder etwa das Erstellen ärztlicher Zeugnisse an. Dass Sie bereits tätig sind, bestätigt auch die Vielzahl an ärztlichen Attesten welche der DIGE vorliegen und nach dem 30. September 2021 datieren.

Wir bitten Sie hierzu um Stellungnahme sowie um Aufzeichnung, wie die Abrechnung der Behandlungen aktuell bzw. seit 30. September 2021 erfolgt.

2) Sorgfältige und gewissenhafte Berufsausübung als Arzt: nicht rechtskonforme ärztliche Atteste (COVID-19)

Wie Ihnen bekannt ist, sind Sie als Arzt zur sorgfältigen und gewissenhaften Berufsausübung verpflichtet (Art. 40 lit a. Medizinalberufegesetz [MedBG; SR 811.11]). Dazu gehört auch das Erstellen von wahrheitsgetreuen und rechtskonformen ärztlichen Attesten oder Zeugnissen. Der DIGE liegen mehrere ärztliche Masken-, Test- und Impfdispensen vor (siehe Beilage). Aufgrund der Vielzahl der uns vorliegenden Atteste sowie und der Tatsache, dass mehrere Atteste bereits an sich widersprüchlich sind, liegt der Verdacht nahe, dass diese ohne medizinische Indikation ausgestellt wurden. Ein Teil der uns vorliegenden Atteste verweist auf die Verordnung besondere Lage COVID-10, ohne dass die ausgestellten ärztlichen Atteste deren Anforderungen genügen würden. Beispielsweise gibt es neben PCR-Tests auch andere Testmöglichkeiten. Es steht daher der Verdacht im Raum, dass Sie mehrfach nicht rechtskonforme ärztliche Zeugnisse erstellt haben.

Darüber hinaus sind Sie derzeit von Ihrer Privatadresse aus tätig. Für die DIGE ist es nicht vorstellbar, wie es Ihnen von dort aus möglich ist, einer sorgfältigen und gewissenhaften Berufsausübung als Arzt nachzukommen. Es ist schwer vorstellbar, wie Sie ein Schutzkonzept einhalten, die Privatsphäre der Patienten wahren und sowie über die nötige erforderliche Einrichtung, u.a. im Hinblick auf allfällige Notfälle verfügen. Es steht daher der Verdacht im Raum, dass die Personen vor dem Erstellen der ärztlichen Atteste nicht sorgfaltsgemäss persönlich untersucht worden sind.

Wir erinnern Sie an dieser Stelle auf die geltenden Vorgaben des Bundesamtes für Gesund-

vom 17. Dezember 2021 (Ausstellen ärztlicher Dispense) (siehe Beilagen).

3) Verfahrenseröffnung

Insgesamt stellen die aufgezeigten Sachverhalte mehrere erwiesene und mögliche Berufspflichtverletzungen im Sinne von Art. 40 MedBG dar. Berufspflichtverletzungen können Disziplinarmassnahmen gemäss Art. 43 MedBG (Verwarnung, Verweis, Busse, Berufsverbot) nach sich ziehen und sind je nach Schwere und Häufigkeit der Verfehlung geeignet, die berufliche Vertrauenswürdigkeit zu zerstören. Ist die berufliche Vertrauenswürdigkeit zerstört, fehlt es an einer wesentlichen Voraussetzung für eine Berufsausübungsbewilligung und ist diese zu entziehen (Art. 38 MedBG).

Als zuständige gesundheitspolizeiliche Aufsichtsbehörde über die Medizinalpersonen (§ 4 Abs. 2 Gesundheitsgesetz [GesG; SRL 800] i.V.m. § 3 Abs. 1 lit. a und § 5 MbV i.V.m. Art. 34 und 41 MedBG) eröffnen wir hiermit folglich wegen wiederholter Missachtung der Meldepflicht vor Tätigkeitsaufnahme (§ 7 MedBV) und wegen Verdacht auf mehrfaches Ausstellen von nicht rechtskonformen ärztlichen Attesten, ein Aufsichtsverfahren.

Gestützt auf § 60 Abs. 1ter GesG fordern wir Sie zwecks Überprüfung der ärztlichen Zeugnisse auf, uns für jede der im Anhang aufgelisteten Personen den konkreten medizinischen Grund für die Masken-, Test- oder Impfdispens anzugeben sowie anzuführen, inwieweit diesen Personen durch das das Tragen der Maske, das Testen bzw. das Impfen ein konkreter individueller gesundheitlicher Schaden entsteht. Weiter ist uns mitzuteilen, wann und wo die persönliche Untersuchung und Besprechung mit der jeweiligen Person stattgefunden hat, und wie diese abgerechnet wurden. Ausserdem sind uns für die genannten Personen Kopien der ausgestellten Masken-, Test- und Impfatteste aufzulegen. Die DIGE behält sich vor, zu einem späteren Zeitpunkt die vollständigen Patientendossiers einzuverlangen.

Im Zuge Ihrer bereits erfolgten Tätigkeit und einer generellen aufsichtsrechtlichen Überprüfung der Einhaltung Ihrer Berufspflichten und Vertrauenswürdigkeit bitten wir Sie zudem um Zustellung einer aktuellen Berufshaftpflichtversicherungspolice sowie eines aktuellen Strafregisterauszugs.

Die DIGE erwartet von Ihnen die Einhaltung der ärztlichen Berufspflichten, insbesondere der Sorgfaltspflicht, sowie auch der geltenden Verordnungen des Bundes betreffend COVID-19. Bei Kenntnis weiterer mutmasslich nicht rechtskonformer ärztlicher Atteste im Zusammenhang mit COVID-19 ist sie gezwungen, eine Strafanzeige zu prüfen und aufsichtsrechtliche Massnahmen, wie beispielsweise eine Einschränkung der Berufsausübungsbewilligung (kein Ausstellen ärztlicher Atteste, welche Masken-, Test- oder Impfunmöglichkeiten im Zusammenhang mit COVID-19 bescheinigen) anzuordnen (Art. 43 Abs. 4 MedBG).

Für die Zustellung der genannten Unterlagen unter Ziff. 3 und einer brieflichen Stellungnahme zu den Vorwürfen insgesamt (E-Mails werden nicht berücksichtigt) gewähren wir Ihnen **Frist bis zum 10. Januar 2022.**

Der Vollständigkeit halber weisen wir Sie darauf hin, dass Sie im Rahmen Ihrer Mitwirkungspflicht zur Mitwirkung verpflichtet sind. Jegliches Nichtmitwirken kann sich zu Ihren Lasten auswirken (vgl. § 55 Abs. 2 Verwaltungsrechtspflegegesetz [VRG; SRL 40]).

Im Weiteren weisen wir Sie darauf hin, dass das Erstellen eines Gefälligkeitszeugnisses den Straftatbestand von Art. 318 Strafgesetzbuch (StGB; SR 311) erfüllt und strafrechtlich geahndet wird.

30. November 2021 bleibt aktuell unberührt. Allerdings kann der Ausgang dieses Verfahrens sich darauf auswirken, da Sie als fachverantwortliche Person der Praxis für gute Herzen vorgesehen sind.

Besten Dank für Ihre Mitwirkung und Umsetzung.

Freundliche Grüsse

Dr. med. Roger Harstall
Kantonsarzt

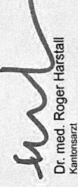

Rebecca Degiacomi, MLaw
Juristische Mitarbeiterin

Beilagen:
- Liste Personen mit Masken-, Test- oder Impfattest
- Beispiel anonymisiertes Maskenattest
- Beispiel anonymisiertes Testattest
- Beispiel anonymisiertes Impfattest
- Beispiel anonymisiertes Test-, Impfattest, welches einem Zertifikat gleichgestellt wird
- COVID-19-Newsletter des Kantonsarztes vom 19. November 2020
- COVID-19-Newsletter des Kantonsarztes vom 29. Oktober 2021
- COVID-19-Newsletter des Kantonsarztes vom 17. Dezember 2021

ÄRZTLICHES ATTEST

BEFREIUNG VON DER PFLICHT ZUM TRAGEN EINER HYGIENEMASKE / MUND-NASE-BEDECKUNG IM ALLTAG

Diagnosen:
ärztlich bekannt

Maskendispens:

Mund-Nase-Bedeckung tragen muss. Somit entfällt bei dieser Patientin aus gesundheitlichen Gründen die Pflicht zum Tragen einer Mund-Nasen-Bedeckung im Alltag.

MIT FREUNDLICHEN GRÜSSEN,

Dr. med. Jochen Handel
Facharzt für Innere und
Allgemeinmedizin
Notarzt, Akupunktur, Strophantin

DR. MED. JOCHEN P. HANDEL
FACHARZT FÜR INNERE UND ALLGEMEINMEDIZIN

Stegacker 4 | 6280 Hochdorf | Switzerland

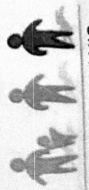

RONTALPRAXIS
für Gross und Klein

Dr. med. Jochen Handel
Facharzt für Inneren und Allgemeinmedizin (D)
Praktischer Arzt (CH)
Bahnhofstrasse 2
CH-6030 Ebikon
Tel. +41 41 440 30 80
Fax +41 41 440 14 34
E-Mail: rontalpraxis@hin.ch

Ärztliches Zeugnis - Testdispens

Sehr geehrte Damen und Herren

Hiermit bestätige ich, dass ich dem oben genannten [...] Gründen von Nasen-Rachen-Abstrichen abrate. Die Einführung von Fremdkörpern in den Nasen-Rachen-Raum ist ihm nicht zuzumuten, er ist deshalb von derartigen Testpraktiken zu befreien.

Beim Auftreten von Grippesymptomen rate ich dringend, zu Hause zu bleiben und sich gegebenenfalls in ärztliche Behandlung zu begeben.

Freundliche Grüsse

Dr. med. Jochen Handel
Facharzt für Innere und
Allgemeinmedizin Akupunktur Strophanthun
Notarzt

Dr. med. Jochen Handel
FA für Innere und Allgemeinmedizin (D)
Praktischer Arzt (CH)

www.ronfaipraxis.ch

RONTALPRAXIS
für Gross und Klein

Dr. med. Jochen Handel
Facharzt für Innere und Allgemeinmedizin (D)
Praktischer Arzt (CH)
Bahnhofstrasse 2 / Postfach 1245
CH-6030 Ebikon
Tel. +41 41 440 30 80
Fax +41 41 440 14 34
E-Mail: rontalpraxis@hin.ch

Ärztliches Zeugnis – Impfdispens

Sehr geehrte Damen

Hiermit bestätige ich, dass ich der oben genannten Patientin aus gesundheitlichen Gründen von der COVID-Impfung egal welchen Herstellers abrate. Sie ist derzeit gesund und möchte es auch bleiben. Die Erfahrungen seit Februar 2021 haben gezeigt, dass die Impfung gegen COVID-19 zu gravierenden Nebenwirkungen wie Thrombosen, Gerinnungsstörungen, Nervenschäden und Lähmungserscheinungen führen, teilweise mit Todesfolge.

Somit entfällt bei dieser Patientin aus gesundheitlichen Gründen jegliche Impfpflicht, insbesondere die Pflicht zur Corona-Impfung.

Beim Auftreten von Grippesymptomen rate ich dringend, zu Hause zu bleiben und sich gegebenenfalls in ärztliche Behandlung zu begeben.

Freundliche Grüsse

Dr. med. Jochen Handel
FA für Innere und Allgemeinmedizin (D)
Praktischer Arzt (CH)

ÄRZTLICHES ATTEST

Mit diesem Schreiben bestätige ich als behandelnder Arzt von | , dass er aus medizinischen Gründen weder geimpft (insbesondere Impfungen gegen COVID-19) noch getestet (PCR-Test aus dem Nasen-Rachen-Raum) werden kann.

Dieses Attest ist gemäss der Änderung vom 1. Oktober 2021 der Covid-19-Verordnung besondere Lage vom 23. Juni 2021

Beim Auftreten von Grippesymptomen rate ich dringend zu Hause zu bleiben und sich gegebenenfalls in ärztliche Behandlung zu begeben.

MIT FREUNDLICHEN GRÜSSEN.

Dr. med. Jochen Handel
Facharzt für Innere und
Allgemeinmedizin, Strukturin

DR. MED. JOCHEN P. HANDEL
FACHARZT FÜR INNERE UND ALLGEMEINMEDIZIN (D)

Stegacker 4 | 6280 Hochdorf | Switzerland | Tel 077 211 4990

Von: noreply@newsletter.lu.ch
Gesendet: Donnerstag, 19. November 2020 19:59
Betreff: Newsletter COVID-19 (SARS-CoV-2) - 14/2020

Werden die Bilder nicht angezeigt? Zur Webseitenansicht

Newsletter COVID-19 (SARS-CoV-2) – 14/2020

Dispens von der Maskentragpflicht

Geschätzte Kolleginnen und Kollegen

Grundsätzlich besteht in Fahrzeugen des öffentlichen Verkehrs sowie öffentlich zugänglichen Bereichen von Einrichtungen und Betrieben landesweit eine Maskenpflicht.

Von dieser Maskenpflicht ausgenommen sind gemäss Art. 3a Abs. 1 lit. b und 3b

insbesondere medizinische, keine Gesichtsmaske tragen können.

Medizinische Gründe sind namentlich:

- Gesichtsverletzungen
- Hohe Atemnot
- Angstzustand beim Tragen einer Gesichtsmaske
- Menschen mit bestimmten Behinderungen, für die das Tragen einer Maske nicht zumutbar oder in der Praxis, beispielsweise wegen motorischen Einschränkungen, nicht umsetzbar ist

Werden medizinische Gründe geltend gemacht, muss dies mittels einem Arztzeugnis ausgewiesen werden. Ein solches Zeugnis muss dabei grundsätzlich auf eine **persönliche Befragung und Untersuchung sowie sachlich-fachlich belastbare, medizinische Befunde** abstützen.

Weiter, darf eine solche Dispens, insbesondere wenn die Indikation auf einer psychische Erkrankung beruht - wozu auch Angstzustände gehören – nur ausgestellt werden, wenn die betreffende Person schon länger bei der Ärztin / dem Arzt in Behandlung steht und diese / dieser sich fachlich befähigt fühlt, eine **sorgfältige und verlässliche Diagnose** auch ausserhalb ihres / seines Fachgebietes zu stellen.

Das heisst, dass bei allen neuen Patient*innen, welche aufgrund einer psychischen Störung ein solches Zeugnis verlangen, sorgfältige Abklärungen zu treffen sind bezüglich möglicher Vorbehandlungen und gegebenenfalls eine Überweisung an eine Fachärztin / einen Facharzt für Psychiatrie und Psychotherapie erfolgen muss.

Wir danken Ihnen für eine umsichtige Umsetzung.

Von: noreply@newsletter.lu.ch
Gesendet: Freitag, 29. Oktober 2021 19:58
Betreff: Newsletter COVID-19 (SARS-CoV-2) - 06/2021
Anlagen: BAG_FAQ_Atteste_Kontraindikation_Impfung.pdf

Werden die Bilder nicht angezeigt? Zur Webseitenansicht

Newsletter COVID-19 (SARS-CoV-2) - 06/2021

Kontraindikation COVID-19-Impfung und Meldepflicht

Sehr geehrte Damen und Herren
Liebe Kolleginnen und Kollegen

Wir möchten Sie auf einige Neuerungen bezüglich COVID-19 hinweisen:

Attest ausgestellt werden, damit sich diese Personen weiterhin zu Lasten des Bundes testen lassen können (und bei einem negativen Befund auch ein Getesteten-Zertifikat erhalten). Es gibt jedoch nur **wenige** Situationen, in denen eine Impfung kontraindiziert ist. Die absoluten und relativen Kontraindikationen sind in den FAQs des BAG zusammengefasst (vgl. auch Anhang). Dort finden Sie auch eine Antwort auf die Frage «Was ist absolute Kontraindikationen für eine Impfung gegen COVID-19 (unabhängig vom Impfstoff), für die die Ausstellung eines medizinischen Attests gerechtfertigt ist?» sowie «In welcher Situation kann eine Person ein ärztliches Attest erhalten, das einem COVID-Zertifikat gleichgestellt ist?». Wir bitten Sie, diese Informationen vor der Ausstellung eines Attestes zu konsultieren.

Meldepflicht Meldung zum klinischen Befund COVID-19

Die Meldekriterien wurden angepasst. Meldungen zum klinischen Befund bei COVID-19 sind in folgenden Situationen auszufüllen:

- Für Bewohnerinnen und Bewohner von Alters- und Pflegeheimen sowie anderen sozialmedizinischen Institutionen
- Für hospitalisierte Personen
- Für verstorbene Personen

Für ambulant behandelte Personen, die nicht in einer Institution wohnen, müssen **keine** Meldungen mehr ausgefüllt werden, auch wenn diese Personen bereits eine Impfung gegen COVID-19 erhalten haben.

Bitte füllen Sie die Meldungen elektronisch aus (https://forms.infreport.ch) oder

Coronavirus: häufig gestellte Fragen (FAQ) (Auswahl)

Quelle: https://www.bag.admin.ch/bag/de/home/krankheiten/ausbrueche-epidemien-pandemien/aktuelle-ausbrueche-epidemien/novel-cov/information-fuer-die-aerzteschaft/faq-gesundheitsfachpersonen.html#accordion_1241134639881634888404106, letzter Zugriff am 26.10.2021)

WAS SIND ABSOLUTE ODER RELATIVE KONTRAINDIKATIONEN FÜR EINE IMPFUNG MIT MRNA-IMPFSTOFFEN?

WELCHE KONTRAINDIKATION GIBT ES FÜR DEN JANSSEN-CILAG IMPFSTOFF (COVID-19 VACCINE JANSSEN®)?

WAS SIND ABSOLUTE KONTRAINDIKATIONEN FÜR EINE IMPFUNG GEGEN COVID-19 (UNABHÄNGIG VOM IMPFSTOFF), FÜR DIE DIE AUSSTELLUNG EINES MEDIZINISCHEN ATTESTS GERECHTFERTIGT IST?

IN WELCHER SITUATION KANN EINE PERSON EIN ÄRZTLICHES ATTEST ERHALTEN, DAS EINEM COVID-ZERTIFIKAT GLEICHGESTELLT IST?

Was sind absolute oder relative Kontraindikationen für eine Impfung

Absolute oder relative Kontraindikation allergisch ... vor oder ... nicht ...

- Schwere Anaphylaxie (Grad III/IV) mit unklarem oder noch nicht abgeklärtem Auslöser
- Idiopathische Anaphylaxie
- Allgemeinreaktion/Anaphylaxie auf Inhaltsstoffe des Impfstoffs
- bekannte oder wahrscheinliche Sensibilisierung vom Soforttyp auf Polyethylenglykol (PEG, Macrogol) (Comirnaty®, Spikevax®) oder Trometamin (Trometamol, TRIS) (Spikevax®) oder Polysorbat 80 (E 433) (COVID-19 Vaccine Janssen®, Vaxzevria®)
- Anaphylaxie nach der ersten Dosis des Impfstoffs

Absolute oder relative Kontraindikationen nicht allergischer Art nach 1. Impfdosis:

- Myokarditis oder Perikarditis

Zur Beurteilung einer relativen oder absoluten Kontraindikation respektive Festlegung des weiteren Prozederes soll in allen diesen Fällen eine Beurteilung durch den jeweiligen Facharzt/Fachärztin für Allergologie und klinische Immunologie stattfinden. In den meisten Fällen wird ein guter Weg gefunden wie eine Impfung gefahrlos verabreicht werden kann. Weitere Spezifizierungen finden sich in der Impfempfehlung zu den mRNA-Impfstoffen Kapitel 2.3.1, 9.5 und Anhang 2.

Die Impfung von Kindem unter 12 Jahren ist aktuell noch nicht zugelassen. Für diese Gruppe liegen noch nicht ausreichend Daten zur Anwendung des Impfstoffes vor. Weitere Daten werden voraussichtlich im Winter vorliegen.

Welche Kontraindikation gibt es für den Janssen-Cilag Impfstoff (COVID-19 Vaccine Janssen®)?

Kontraindiziert ist die Impfung bei Personen mit bekannter Überempfindlichkeit gegen Bestandteile des Covid-19-Impfstoffs von COVID-19 Vaccine Janssen® (Wirkstoff oder Hilfsstoffe z.B Polysorbat 80) und Personen mit einer Vorgeschichte eines Kapillarlecksyndroms (Capillary-Leak-Syndroms (CLS)).

Was sind absolute Kontraindikationen für eine Impfung gegen Covid-19 (unabhängig vom Impfstoff), für die die Ausstellung eines medizinischen Attests gerechtfertigt ist?

Es gibt nur sehr wenige Situationen in denen eine Covid-Impfung nicht möglich ist.

In diesen Fällen kann von einer Ärztin bzw. einem Arzt ein Attest ausgestellt werden, dass eine (vollständige) Impfung aus medizinischen Gründen nicht möglich ist.

Absolute oder relative Kontraindikationen für eine Covid-Impfung sollten in den meisten Fällen durch einen Spezialisten beurteilt und bestätigt werden. In den meisten Fällen besteht die Möglichkeit, dass Personen, die eine fachärztlich bestätigte absolute oder relative Kontraindikation für einen spezifischen Covid-19-Impfstoff haben (mRNA-Impfstoff, Vektor-Impfstoff), mit dem Impfstoff der jeweils anderen Impfstoff-Technologie geimpft werden können. Dies sollte durch einen Spezialisten abgeklärt und mit ihm entschieden werden. Siehe die jeweilige Impfempfehlung.

werden gegen Vorlage eines solchen Attests auch nach dem 11. Oktober 2021 bezahlt.

Impfungen sind nicht empfohlen und ein solches Attest kann ausgestellt werden,

1. bei schwerer Allergie gegen Bestandteile von **allen zugelassenen** Impfstoffen (mRNA-Impfstoffen UND Vektor-Impfstoff von Janssen Cilag). Dies sollte immer durch einen Facharzt/-ärztin für Allergologie und Immunologie bestätigt werden.

2. bei seltenen allergischen Allgemeinreaktionen/Anaphylaxie oder nicht-allergischen schweren Impfreaktionen nach der ersten Impfung und keiner Möglichkeit/Empfehlung, die zweite Impfung mit einem Impfstoff der gleichen oder einer anderen Technologie durchzuführen (z.B. Myokarditis), siehe die Impfempfehlungen Kapitel 9.5. Dies sollte durch einen Facharzt/-ärztin bestätigt werden.

3. bei schweren psychischen Beeinträchtigungen, welche Impfungen generell verunmöglichen. Hier sind psychologische oder medizinische Unterstützungen zur Impfung vorab zu prüfen. Es geht primär darum, diese Personen durch individuelle Vorbereitungen / Durchführungen der Impfung dennoch vor Covid-19 zu schützen. Ist die Impfung nicht möglich, ist eine Bestätigung durch einen Facharzt/-ärztin erforderlich.

4. am Anfang der Schwangerschaft, da in den ersten 12 Wochen der Schwangerschaft eine Impfung nicht prinzipiell empfohlen ist. Wird in diesem Kontext ein Attest ausgestellt, sollte dies bis zum Abschluss der Impfserie, das heisst Vollständigkeit der Impfung gültig sein.

(1)-(3) sind sehr seltene Situationen. Weitere Gründe für eine generelle Kontraindikation sind aktuell nicht bekannt.

Generell gilt hier: Es liegt in der Verantwortung der zuständigen Ärztin bzw. des zuständigen Arztes, festzustellen, ob eine medizinische Kontraindikation zur Impfung besteht und ein ärztliches Attest entsprechend auszustellen ist, sowie auch ggf. im Rahmen einer medizinischen Abklärung eine zeitliche Limitierung des Attestes zu definieren. Wenn es sich um eine vorübergehende Kontraindikation handelt, sollte das auch so festgehalten werden. **Wichtig ist dabei:** Ärztliche Personen sind zur wahrheitsgetreuen Zeugnisstellung verpflichtet. Bei einem Abweichen von dieser Verpflichtung unterliegt dies einer Strafbestimmung (gemäss Art. 318 Strafgesetzbuch). Zum wahrheitsgetreuen Zeugnis gehört auch, dass kein unbefristetes Attest ausgestellt wird, wenn absehbar oder möglich ist, dass sich das Vorliegen einer Kontraindikation noch ändert. Bei Verdacht auf ein «Gefälligkeitsattest» kann Strafanzeige erstattet werden an die zuständige Strafuntersuchungsbehörde.

Für Personen, die einfach geimpft sind und auf die vollständige Immunisierung warten, ist bis Ende November 2021 gegen Vorlage einer Impfbescheinigung eine kostenlose Testung für ein Zertifikat möglich (allerdings keine Einzel-PCR-Tests).

Siehe auch:
FAQ: In welcher Situation kann eine Person ein ärztliches Attest erhalten, das einem Covid-Zertifikat gleichgestellt ist?

In welcher Situation kann eine Person ein ärztliches Attest erhalten,

können und damit auch keine Möglichkeit haben, ein Covid-Zertifikat zu erhalten, namentlich wegen schweren physischen oder/und psychischen Behinderungen. Solche Situationen sind allerdings äusserst selten und treten nur dann auf, wenn keine der Testmethoden angewandt werden können, auch keine Speichel-PCR Tests. Solchen Personen soll der Zugang zu Veranstaltungen oder Einrichtungen und Betrieben mit Zugangsbeschränkung gleichwohl offenstehen. Die Verordnung Besondere Lage hält entsprechend fest, dass ein Attest einer Ärztin oder eines Arztes, welches diese medizinische Unmöglichkeit der Durchführung sowohl einer Impfung als auch eines Tests bestätigt, einem Zertifikat gleichgestellt wird.

Dies ist eine Auslegung von der Strafbestimmung Art.318 Strafgesetzbuch: Generell gilt hier: Es liegt in der Entscheidung der zuständigen Ärztin bzw. des zuständigen Arztes, festzustellen, dass eine medizinische Kontraindikation zur Impfung und zur Testung besteht und ein ärztliches Attest entsprechend auszustellen sowie auch ggf. im Rahmen einer medizinischen Abklärung eine zeitliche Limitierung des Attestes zu definieren. Wenn es sich um eine vorübergehende Kontraindikation handelt, sollte das auch so festgehalten werden. Wichtig ist dabei: Ärztliche Personen sind zur wahrheitsgetreuen Zeugnisstellung verpflichtet. Bei einem Abweichen von dieser Verpflichtung unterliegt dies einer Strafbestimmung (gemäss Art. 318 Strafgesetzbuch). Zum wahrheitsgetreuen Zeugnis gehört auch, dass kein unbefristetes Attest ausgestellt wird, wenn absehbar oder möglich ist, dass sich dies noch ändert. Bei Verdacht auf ein «Gefälligkeitsattest» kann Strafanzeige erstattet werden an die zuständige Strafuntersuchungsbehörde.

Siehe dazu auch:

FAQ: Was sind absolute Kontraindikationen für eine Impfung gegen Covid-19 (unabhängig vom Impfstoff), für die die Ausstellung eines medizinischen Attests gerechtfertigt ist?

Von: noreply@news.lu.ch
Gesendet: Freitag, 17. Dezember 2021 17:18
Betreff: Newsletter COVID-19 (SARS-CoV-2) - 08/2021

Werden die Bilder nicht angezeigt? Zur Webseitenansicht

Newsletter COVID-19 (SARS-CoV-2) - 08/2021

Ausstellen ärztlicher Dispense

Geschätzte Kolleginnen und Kollegen

Grundsätzlich besteht für Personen ab 12 Jahren in Fahrzeugen des öffentlichen Verkehrs sowie öffentlich zugänglichen Bereichen von Einrichtungen und Betrieben landesweit eine Maskenpflicht.

Von dieser Maskenpflicht ausgenommen sind gemäss Art. 5 Abs. 1 lit. b und Art. 6 Abs. 2 lit. b Covid-19-Verordnung besondere Lage (SR 818.101.26) Personen, die

Weiter gilt im Kanton Luzern seit dem 6. Dezember 2021, dass die **Lernenden ab der 1. Klasse der Primarschule, der Sekundarstufen I und II, die Lehrpersonen und die Fachpersonen der schulischen Dienste sowie Dritte in den Innenräumen der Bildungseinrichtungen eine Gesichtsmaske tragen müssen.** Von dieser Pflicht zum Tragen einer Gesichtsmaske sind Personen, die nachweisen können, dass sie aus besonderen Gründen, insbesondere medizinischen, keine Gesichtsmasken tragen können, ebenfalls ausgenommen (§ 4 Abs. 1 Verordnung über Massnahmen zur Bekämpfung der Covid-19-Epidemie VCov19 (SRL Nr. 835a]).

Medizinische Gründe sind namentlich:

- Gesichtsverletzungen
- Hohe Atemnot
- Angstzustand beim Tragen einer Gesichtsmaske
- Menschen mit bestimmten Behinderungen, für die das Tragen einer Maske nicht zumutbar oder in der Praxis, beispielsweise wegen motorischen Einschränkungen, nicht umsetzbar ist

Werden medizinische Gründe geltend gemacht, muss dies mittels einem Arztzeugnis ausgewiesen werden. Ein solches ärztliches Zeugnis muss dabei grundsätzlich auf eine **persönliche Befragung und Untersuchung sowie sachlich-fachlich belastbare, medizinische Befunde** abstützen.

Weiter darf eine solche Dispens, insbesondere wenn die Indikation auf einer psychische Erkrankung beruht - wozu auch Angstzustände gehören – nur ausgestellt werden, wenn die betreffende Person schon länger bei der Ärztin / dem Arzt in Behandlung steht und diese / dieser sich fachlich befähigt fühlt, eine

sorgfältige und verlässliche Diagnose auch ausserhalb ihres / seines Fachgebietes zu stellen.

Das heisst, dass bei allen neuen Patientinnen und Patienten, welche aufgrund einer psychischen Störung ein solches Zeugnis verlangen, sorgfältige Abklärungen zu treffen sind bezüglich möglicher Vorbehandlungen und gegebenenfalls eine Überweisung an eine Fachärztin / einen Facharzt für Psychiatrie und Psychotherapie bzw. ggf. Kinder- und Jugendpsychiatrie erfolgen muss.

Wichtiger rechtlicher Hinweis

Die Dienststelle Gesundheit und Sport (DIGE) musste insbesondere seit Einführung der Maskenpflicht in den Schulen feststellen, dass eine Vielzahl an ärztlichen Maskendispensen für Lernende kursiert. Weiter hat die DIGE Kenntnis von ärztlichen **Test- und Impfzeugnissen**, in denen attestiert wird, dass die Person, für die das Zeugnis ausgestellt wurde, aus medizinischen Gründen nicht getestet und / oder geimpft werden kann, welche sowohl formal als auch inhaltlich nicht den rechtlichen Anforderungen genügen (vgl. Newsletter COVID-19 (SARS-CoV-2) - 06/2021 vom 29. Oktober 2021).

Der guten Ordnung halber möchten wir Sie darauf hinweisen, dass das Ausstellen von falschen Zeugnissen, das zur Erlangung eines unberechtigten Vorteils bestimmt oder dazu geeignet ist, wichtige und berechtigte Interessen Dritter zu verletzten, strafbar ist (Art. 318 Strafgesetzbuch StGB [SR 311.0]). Weiter würden durch ein solches Verhalten die Berufspflichten gemäss Art. 40 Medizinalberufegesetz MedBG (SR 811.11) tangiert, namentlich die Pflicht zur sorgfältigen und gewissenhaften Berufsausübung, was zu aufsichtsrechtlichen Disziplinarmassnahmen oder bei Verlust der beruflichen Vertrauenswürdigkeit gar zum Verlust der Berufsausübungsbewilligung führen kann (Art. 38 Abs. 1 i.V.m. Art. 36 Abs. 1 lit. b MedBG).

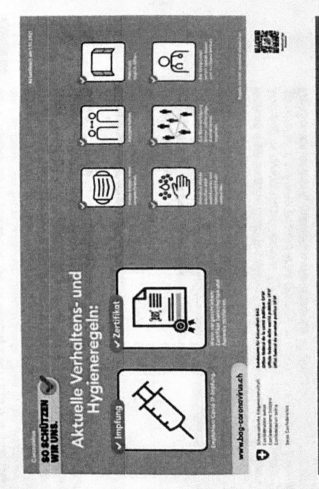

Dr. med. Roger Harstall
Kantonsarzt

Kontakt
KANTON LUZERN
Dienststelle Gesundheit und Sport

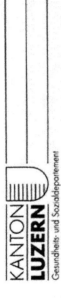

Dienststelle Gesundheit und Sport
Meyerstrasse 20
Postfach 3439
6002 Luzern
Telefon +41 41 228 60 90
gesundheit@lu.ch
www.gesundheit.lu.ch

A-Post Plus
Herr
Dr. med. Jochen P. Handel
Stegacker 4
6280 Hochdorf

Luzern, 4. Februar 2022 RDE

Berufsausübungsbewilligung als Arzt im Kanton Luzern:
- **Tätigkeitsaufnahme ohne gesetzlich vorgeschriebene Meldung, fragliche Abrechnung zulasten der OKP;**

- **vorsorgliches Verbot zum Ausstellen ärztlicher Atteste im Zusammenhang mit COVID-19 (Entscheid)**

Sehr geehrter Herr Dr. Handel

Hiermit bestätigen wir Ihnen den Eingang Ihrer fristgerecht eingereichten Stellungnahme vom 9. Januar 2022 samt Beilagen und teilen Ihnen Folgendes mit:

1.
Mit Verweis auf unser Schreiben vom 22. Dezember 2021 ist vorab festhalten, dass die Dienststelle Gesundheit und Sport (DIGE) ein aufsichtsrechtliches Verfahren gegen Sie führt. Dies und die Gründe dafür wurden Ihnen im Schreiben vom 22. Dezember 2021 dargelegt.

2.1.
Mit dem Schreiben vom 22. Dezember 2021 haben wir Sie aufgefordert, diverse Unterlagen einzureichen und konkrete Fragen zu den in der Beilage vom 22. Dezember 2021 aufgelisteten Personen zu beantworten.

2.2.
Mit Ihrer Stellungnahme legen Sie die generellen Gründe dar, welche Sie zum Ausstellen der mutmasslich nicht rechtskonformen ärztlichen Masken-, Impf- und Testattesten bewogen haben. Damit äussern Sie sich allerdings weder zu den eingeforderten konkreten medizinischen Gründen für die ärztlichen Atteste pro aufgelistete Person, noch führen Sie aus, inwiefern bei den jeweiligen konkreten Personen ein individueller gesundheitlicher Schaden entsteht. Auch legen Sie nicht dar, wann und wo konkret die persönliche Untersuchung und Besprechung mit der einzelnen Person stattgefunden hat, und wie diese abgerechnet wurden. Im Weiteren finden sich in den Beilagen Ihres Schreibens weder Kopien der ausgestellten

Masken, Test- und Impfatteste für die aufgelisteten Personen, noch die anderen eingeforderten Unterlagen. Zusammenfassend ist festzuhalten, dass Sie Ihrer Mitwirkungspflicht als Bewilligungsinhaber gegenüber der Bewilligungsbehörde bis zum heutigen Tag nicht gebührend nachgekommen sind.

2.2.
Seit Versand des Schreibens vom 22. Dezember 2022 sind der DIGE weitere mutmasslich nicht rechtskonforme ärztliche Atteste im Zusammenhang mit den geltenden rechtlichen CO-VID-19 Bestimmungen zugetragen worden (siehe Liste in der Beilage). Die Vielzahl der Atteste und die Schilderungen der meldenden Personen erhärten den Verdacht, dass die ärztlichen Atteste nicht rechtskonform und gar rechtsmissbräuchlich erstellt worden sind. Es besteht daher auch der begründete Verdacht, dass Sie die ärztlichen Atteste nicht sorgfältig und gewissenhaft im Sinne von Art. 40 lit. a Medizinalberufegesetz (MedBG, SR 811.11) ausgestellt haben, indem Sie zum einen mutmasslich solche Atteste ohne hinreichend genügende medizinische Gründe im Sinne der geltenden bundesrechtlichen Vorgaben zur CO-VID-19-Pandemie ausgestellt haben, und zum anderen, indem Sie vermutungsweise die Personen nicht alle persönlich untersucht haben oder gar persönlich kennen. Namentlich liegt der DIGE eine Meldung vor, wonach Sie einer Person, ohne diese persönlich zu kennen oder gesehen zu haben, ein Maskenattest ausgestellt und per Post zugesandt haben. Erschwerend kommt hinzu, dass die DIGE davon ausgehen muss, dass Sie seit Ihrer Meldung der Tätigkeitsaufgabe im Kanton Luzern per 30. September 2021 gleichwohl und bloss von Ihrer Privatadresse aus als Arzt tätig sind. Mit anderen Worten muss die DIGE davon ausgehen, dass Sie ohne Praxisräumlichkeiten bzw. ohne geeignete Einrichtungen im Sinne von § 7a Medizinalberufeverordnung (MbV, SRL Nr. 805) als Arzt tätig sind. Dafür spricht auch der Beitrag in der Luzerner Zeitung vom 25. Januar 2022, wonach Sie (entgegen der Gesuchstellung der «Praxis für gute Herzen») keinen Praxisstandort in der Gemeinde Ballwil gefunden haben. Damit steht fest, dass die ambulante ärztliche Einrichtung «Praxis für gute

Arzt tätig sind. Damit verhalten Sie sich mutmasslich in mehrfacher Hinsicht nicht so, wie es eine sorgfältige und gewissenhafte Berufsausübung i.S.v. Art. 40 lit. a MedBG gebieten würde.

2.3
Wir fordern Sie hiermit erneut auf, der DIGE für **jede** in der Beilage des Schreibens vom 22. Dezember 2021 und in der Beilage dieses Schreibens aufgelistete Person, den **konkreten medizinischen Grund** für die Masken-, Test- oder Impfdispens anzugeben sowie anzuführen, inwieweit diesen Personen durch das Tragen der Maske, das Testen bzw. das Impfen ein **konkreter individueller gesundheitlicher Schaden** entsteht. Weiter ist mitzuteilen, wann und wo die persönliche Untersuchung und Besprechung mit der jeweiligen Person stattgefunden hat, und wie diese abgerechnet wurden. Ausserdem sind für die genannten Personen Kopien sämtlicher für diese ausgestellten Masken-, Test- und Impfatteste sowie die vollständigen Patientendossiers aufzulegen. Diese Aufforderung erfolgt gestützt auf § 60 Abs. 1ter GesG. Die vorsätzliche oder fahrlässige Missachtung dieser Aufforderung kann strafrechtlich geahndet werden (§ 61 i.V.m. § 60 Abs. 1ter GesG). Zusätzlich erwarten wir weiterhin folgende Dokumente (Schreiben vom 22. Dezember 2021, Ziff. 3):

- aktueller Strafregisterauszug
- aktuelle Berufshaftpflichtversicherungspolice

2.4.
Aufgrund des dringenden Verdachts des mehrfachen nicht rechtskonformen Ausstellens ärztlicher Atteste im Zusammenhang mit COVID-19 und nicht sorgfaltsgemässen Handelns sowie der damit verbundenen Gefährdung der öffentlichen Gesundheit ist es **Ihnen hiermit per sofort verboten, Masken-, Impf-, oder Testatteste auszustellen.** Da Sie weiter keine Praxistätigkeit gemeldet haben, und auch nicht als Impfarzt bei der DIGE registriert sind, wird Ihnen die Ausstellung von **COVID-19-Zertifikaten jeglicher Art bzw. von entsprechenden**

Impf-, Test- oder Genesenen-Bestätigungen ebenfalls per sofort verboten. Dieses vorsorgliche Verbot (§ 45 Verwaltungsrechtspflegegesetz [VRG]; Art. 43 Abs. 4 MedBG) gilt bis auf Widerruf, spätestens bis zum Abschluss der Prüfung der einzureichenden Unterlagen. Es ist gerechtfertigt, weil Sie der zuständigen kantonalen Behörde die Mitwirkung zur Abklärung der zweifelhaften ärztlichen Atteste bisher verweigert haben, und seit der Ermahnung der DIGE vom 22. Dezember 2021 der DIGE weitere zweifelhafte ärztliche Atteste von Ihnen zugetragen worden sind. Mit diesem Verhalten und dem Nichteinreichen der verlangten Informationen und Unterlagen erhärtet sich der Verdacht, dass Sie ohne genügende medizinische Indikation und ohne sorgfaltsgemässe persönliche Untersuchung der Personen mehrfach ärztliche Masken-, Impf- und Testatteste ausstellen. Darüber hinaus ist davon auszugehen, dass dies nicht in einer ärztlichen Praxis mit genügender Einrichtung erfolgt, sondern an Ihrer Privatadresse. Neben der Gesundheit dieser Personen gefährden Sie damit durch Ihr Verhalten auch generell die öffentliche Gesundheit. Der mit der Pflicht zur sorgfältigen und gewissenhaften Berufsausübung (Art. 40 Bst. a MedBG) und der Bewilligungsvoraussetzung der (beruflichen) Vertrauenswürdigkeit (Art. 36 Abs. 1 Bst. b MedBG) angestrebte Schutzzweck kann aufgrund Ihres konsequent uneinsichtigen Verhaltens nicht durch eine mildere Massnahme erreicht werden. Aus demselben Grund ist einer allfälligen Verwaltungsgerichtsbeschwerde die aufschiebende Wirkung zu entziehen (§ 131 Abs. 2 VRG). Mit dem vorsorglichen **Verbot, Masken-, Impf- und Testatteste im Zusammenhang mit COVID-19 sowie COVID-19-Zertifikate jeglicher Art bzw. entsprechende Impf-, Test- oder Genesenen-Bestätigungen auszustellen,** ist es Ihnen ab sofort untersagt, entsprechende Dispense / Zertifikate / Bestätigungen auszustellen. Dieses Verbot wird unter dem Hinweis auf Art. 292 des Schweizerischen Strafgesetzbuchs (StGB) betreffend Ungehorsam gegen amtliche Verfügungen erlassen, wonach mit Busse bestraft wird, wer der von einer zuständigen Behörde oder einem zuständigen Beamten unter Hinweis auf die Strafdrohung dieses Artikels an ihn erlassenen Verfügung nicht Folge leistet.

des Bundes und des Kantons Luzern.

2.6.
Mit Verweis auf Ihre Mitwirkungspflichten gegenüber der Bewilligungs- und Aufsichtsbehörde machen wir Sie darauf aufmerksam, dass auch deren Einhaltung Auswirkung auf die berufliche Vertrauenswürdigkeit hat (Urteil des BGer vom 17.06.2014 2C_879/2013, Erw. 4.5). Mehrfache Nichtmitwirkung im Verfahren stellt die berufliche Vertrauenswürdigkeit in Frage, welche bei Ihnen bereits heute aufgrund der anderen mutmasslichen mehrfachen Vorhaltungen in Zweifel zu ziehen ist. Ist die berufliche Vertrauenswürdigkeit zerstört, fehlt es an einer Bewilligungsvoraussetzung und die Berufsausübungsbewilligung ist zu entziehen (Art. 36 Abs. 1 lit. b MedBG i.V.m. Art. 38 MedBG).

Die einzureichenden Unterlagen und Angaben gemäss Ziff. 2.3 dieses Schreibens erwarten wir per Post (Stellungnahmen per E-Mail werden nicht akzeptiert) **bis zum 21. Februar 2022.**

Freundliche Grüsse

Dr. med. Roger Harstall
Kantonsarzt

i.V. Rebecca Degiacomi, MLaw
Juristische Mitarbeiterin

Rechtsbelehrung
Dieser Brief ist ein Entscheid (§ 110 Abs. 3 VRG). Dagegen kann innert 30 Tagen seit dessen Zustellung beim Kantonsgericht, 4. Abteilung, Postfach 3569, 6002 Luzern, Verwaltungsgerichtsbeschwerde erhoben werden. Die Beschwerde ist im Doppel einzureichen. Sie hat einen Antrag und dessen Begründung zu enthalten. Einer allfälligen Beschwerde wird die aufschiebende Wirkung entzogen.

Beilage: Liste der Personen mit Masken-, Test- oder Impfattesten

H A N D E L, Jochen Philipp
Stegacker 4
6280 Hochdorf

Einschreiben

Staatsanwaltschaft
B E R L I N G E R, Adrian
Abteilung 1 Luzern
Eichwilstrasse 2
6010 Kriens

Referenznummer: joha-24-02-22
(bei Korrespondenz immer verwenden!)

Hochdorf 24.2.2022

Strafantrag

Guten Tag B E R L I N G E R, Adrian

Der Gläubiger reicht hiermit Strafantrag gegen den Kantonsarzt H A R S T A L L, Roger ein. Der Kantonsarzt H A R S T A L L, Roger hindert den Gläubiger seit dem 21.12.2021 an der der freien Ausübung seines Berufes und überschreitet somit seine Kompetenzen. Durch die massive Einschüchterung und dem Verhängen von unrechtmässigen Verboten, die auf keinerlei gesetzlichen Grundlagen basieren, wurde dem Gläubiger massiv geschadet. Durch das Verhalten des H A R S T A L L, Roger entstand beim

Deshalb liegen Anhaltspunkte für folgende Straftaten vor:

- Amtsmissbrauch (Art. 312 StGB)
- Hinderung der freien Meinungsäusserung und Diskriminierung (Art. 261 StGB)
- Hinderung der freien Berufsausübung (Art. 95 Abs. 2 BV)
- Verstoss gegen geltende Menschenrechte (Art. 9 BV Schutz Willkür und Wahrung von Treu und Glauben)
- Verletzung der Menschenwürde (Art. 7 BV Menschenwürde)
- Verbreitung von Angst und Schrecken
- Verletzung von Treu und Glauben
- Verstoss gegen und Missachtung des Genfer Gelöbnis

Der Gläubiger stellt daher für die nachstehende Person/Mensch folgenden Strafantrag:
H A R S T A L L, Roger: Unbedingte Haftstrafe: 4 Jahre / Wiedergutmachung: SFr. 800'000

Die Wiedergutmachung geht abzüglich 3% für Spesen und Umtriebe nach Zahlungseingang an Organisationen, welche ihre Arbeit zum Wohle des Menschen verrichten.

Weder das Covid 19-Gesetz noch das Epidemiengesetz lassen solch ein Verhalten des Kantonsarztes zu. Somit sieht sich der Verfasser veranlasst, sich bis auf Weiteres an der Bundesverfassung zu orientieren.

Informationen über die Vorgehensweise und den Fortschritt in dieser Angelegenheit sind dem Gläubiger jeweils umgehend, mindestens alle 14 Tage, schriftlich zuzustellen, damit diese dem Bundesgericht und dem Internationalen Gerichtshof weitergeleitet werden können.

Menschen/Personen der „Behörden", welche diesen Strafantrag bearbeiten und diesen ungenügend würdigen, indem sie sich an Behauptungen und Vermutungen halten statt tatsächliche Fakten zu prüfen oder diesen Strafantrag zu verschleppen/vereiteln versuchen, machen sich in gleicher Weise mitschuldig.

Die Inkenntnissetzung des Agenten ist die Inkenntnissetzung des Prinzipals.
Die Inkenntnissetzung des Prinzipals ist die Inkenntnissetzung des Agenten.
Die AHB des Gläubigers sind allen Menschen und Personen, die in dieser Angelegenheit leisten und/oder geleistet haben, bekannt und sind ohne den umgehenden Widerspruch akzeptiert.
Das Definitionsrecht ist alleine dem Gläubiger vorbehalten!
Alle Rechte inklusive der Rechtsicherheit vorbehalten!

Gläubiger:

H A N D E L, Jochen Philipp

WELTÄRZTEBUND
DEKLARATION VON GENF

DAS ÄRZTLICHE GELÖBNIS

ALS MITGLIED DER ÄRZTLICHEN PROFESSION GELOBE ICH FEIERLICH, MEIN LEBEN IN DEN DIENST DER MENSCHLICHKEIT ZU STELLEN.

DIE GESUNDHEIT UND DAS WOHLERGEHEN MEINER PATIENTIN ODER MEINES PATIENTEN WERDEN MEIN OBERSTES ANLIEGEN SEIN.

ICH WERDE DIE AUTONOMIE UND DIE WÜRDE MEINER PATIENTIN ODER MEINES PATIENTEN RESPEKTIEREN. ICH WERDE DEN HÖCHSTEN RESPEKT VOR MENSCHLICHEM LEBEN WAHREN.

ICH WERDE NICHT ZULASSEN, DASS ERWÄGUNGEN VON ALTER, KRANKHEIT ODER BEHINDERUNG, GLAUBE, ETHNISCHER HERKUNFT, GESCHLECHT, STAATSANGEHÖRIGKEIT, POLITISCHER ZUGEHÖRIGKEIT, RASSE, SEXUELLER ORIENTIERUNG, SOZIALER STELLUNG ODER JEGLICHER ANDERER FAKTOREN ZWISCHEN MEINE PFLICHTEN UND MEINE PATIENTIN ODER MEINEN

ICH WERDE DIE MIR ANVERTRAUTEN GEHEIMNISSE AUCH ÜBER DEN TOD DER PATIENTIN ODER DES PATIENTEN HINAUS WAHREN.

ICH WERDE MEINEN BERUF NACH BESTEM WISSEN UND GEWISSEN, MIT WÜRDE UND IM EINKLANG MIT GUTER MEDIZINISCHER PRAXIS AUSÜBEN.

ICH WERDE DIE EHRE UND DIE EDLEN TRADITIONEN DES ÄRZTLICHEN BERUFES FÖRDERN.

ICH WERDE MEINEN LEHRERINNEN UND LEHRERN, MEINEN KOLLEGINNEN UND KOLLEGEN UND MEINEN SCHÜLERINNEN UND SCHÜLERN DIE IHNEN GEBÜHRENDE ACHTUNG UND DANKBARKEIT ERWEISEN.

ICH WERDE MEIN MEDIZINISCHES WISSEN ZUM WOHLE DER PATIENTIN ODER DES PATIENTEN UND ZUR VERBESSERUNG DER GESUNDHEITSVERSORGUNG TEILEN.

ICH WERDE AUF MEINE EIGENE GESUNDHEIT, MEIN WOHLERGEHEN UND MEINE FÄHIGKEITEN ACHTEN, UM EINE BEHANDLUNG AUF HÖCHSTEM NIVEAU LEISTEN ZU KÖNNEN.

ICH WERDE, SELBST UNTER BEDROHUNG, MEIN MEDIZINISCHES WISSEN NICHT ZUR VERLETZUNG VON MENSCHENRECHTEN UND BÜRGERLICHEN FREIHEITEN ANWENDEN.

ICH GELOBE DIES FEIERLICH, AUS FREIEN STÜCKEN UND BEI MEINER EHRE.

OFFIZIELLE DEUTSCHE ÜBERSETZUNG DER DEKLARATION VON GENF AUTORISIERT DURCH DEN WELTÄRZTEBUND.

© The World Medical Association

AKTUELLE NEUIGKEITEN ZUM RESCUE-PROJEKT FINDEN SIE AUF MEINEM TELEGRAM-KANAL:

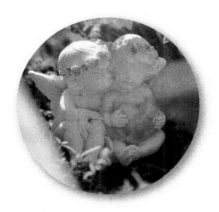